JN247204

助産師になるには

なるにはBOOKS 147

加納尚美　編著

ぺりかん社

はじめに

この本を手にとったあなたは、「助産師」という職業に、どんなイメージをもっているでしょうか？　ある人は、助産師との具体的な接点を思い出しながら、ある人はメディアを通じてその存在を知っていたから、また、ある人は、未知なる世界に興味を感じて、ページを開き始めたところかもしれません。

日本は世界のなかでも、人口に対して助産師の人数が多い国です。専門的教育を受け、国家資格をもつ助産師が出産の場で活躍《かつやく》しています。そのため、多くの読者の方々が、助産師に関する個々の記憶《きおく》や出会いの有無にかかわらず、助産師との接点をおもちのことと思います。この本には、助産師の歴史や教育、地域から医療施設《いりょうしせつ》といった法的根拠《こんきょ》などの説明もありますが、助産師が具体的にどのような仕事をして、多様な現場でどんなふうに働いているのかを伝えています。現在活躍中《かつやくちゅう》の助産師たちが登場し、その仕事の豊かさをいきいきと紹介《しょうかい》しています。助産師がいきいきと働くことができるということは、すなわち、「子どもを産み育てるという人間の営み」の計り知れない豊かさが、この世界に満ち満ちている証《あかし》でもあります。そして、この営みは、女性だけでも、母子だけでもなく、老若男女を問わず、日本を含《ふく》めた世界中の人類の宝です。

ニュージーランドもまた、助産師がたいへんに活躍《かつやく》している国の一つです。19世紀末に世界ではじめて女性の参政権を獲得《かくとく》し、女性の首相をはじめて誕生《たんじょう》させた国としても知られています。ニュージーランドの健康支援《しえん》の理念は、第一に、女性中心であり、ケアを受ける人を中心にすること、第二に、文化的安全性で、先住民族、少数民族の文化を尊重することとされています。この考え方は国際的にも広がってきています。なぜならば、社会がより複雑化し、専門職が増え、専門分野に特化してきた結果、医療《いりょう》の世界でも当事者の声やニーズ、疑問が置き去りにされ、かえって保健医療《いりょう》の安全性や快適性が脅《おびや》かされる事態が起こってきたからです。そのため昨今では、当事者が誰《だれ》よりも専門家であり、当事者も含《ふく》めて多職種が連携《れんけい》することが国内外で求められてきています。

女性中心のケアを日々追究している助産師の仕事から、より良い世界をともにつくっていこう、という気持ちで本を読み進めていただけたら幸いです。

茨城《いばらき》県立《けんりつ》医療大学《いりょうだいがく》保健医療学部看護学科　加納尚美《かのうなおみ》

助産師になるには　目次

［3章］

なるにはコース

※本書に登場する方々の所属等は、取材時のものです。

［装丁］図工室　［カバーイラスト］カモ　［本文イラスト］熊アート　小林由枝

「なるにはBOOKS」を手に取ってくれたあなたへ

「働く」って、どういうことでしょうか?

「毎日、会社に行くこと」「お金を稼《かせ》ぐこと」「生活のために我慢《がまん》すること」。

どれも正解です。でも、それだけでしょうか? 「なるにはBOOKS」は、みなさんに「働く」ことの魅力《みりょく》を伝えるために1971年から刊行している職業紹介《しょうかい》ガイドブックです。

各巻は3章で構成されています。

[1章] ドキュメント 今、この職業に就いている先輩《せんぱい》が登場して、仕事にかける熱意や誇《ほこ》り、苦労したこと、楽しかったこと、自分の成長につながったエピソードなどを本音で語ります。

[2章] 仕事の世界 職業の成り立ちや社会での役割、必要な資格や技術、将来性などを紹介《しょうかい》します。

[3章] なるにはコース なり方を具体的に解説します。適性や心構え、資格の取り方、進学先などを参考に、これからの自分の進路と照らし合わせてみてください。

この本を読み終わった時、あなたのこの職業へのイメージが変わっているかもしれません。

「やる気が湧《わ》いてきた」「自分には無理そうだ」「ほかの仕事についても調べてみよう」。

どの道を選ぶのも、あなたしだいです。「なるにはBOOKS」が、あなたの将来を照らす水先案内になることを祈っています。

1章

ドキュメント
命の誕生に立ち会う喜び！

ドキュメント 1 助産院で働く助産師

家族の始まりに立ち会える喜び

矢《や》島《じま》助産《じょさん》院《いん》
畑《はた》佐《さ》樹《じゅ》里《り》さん

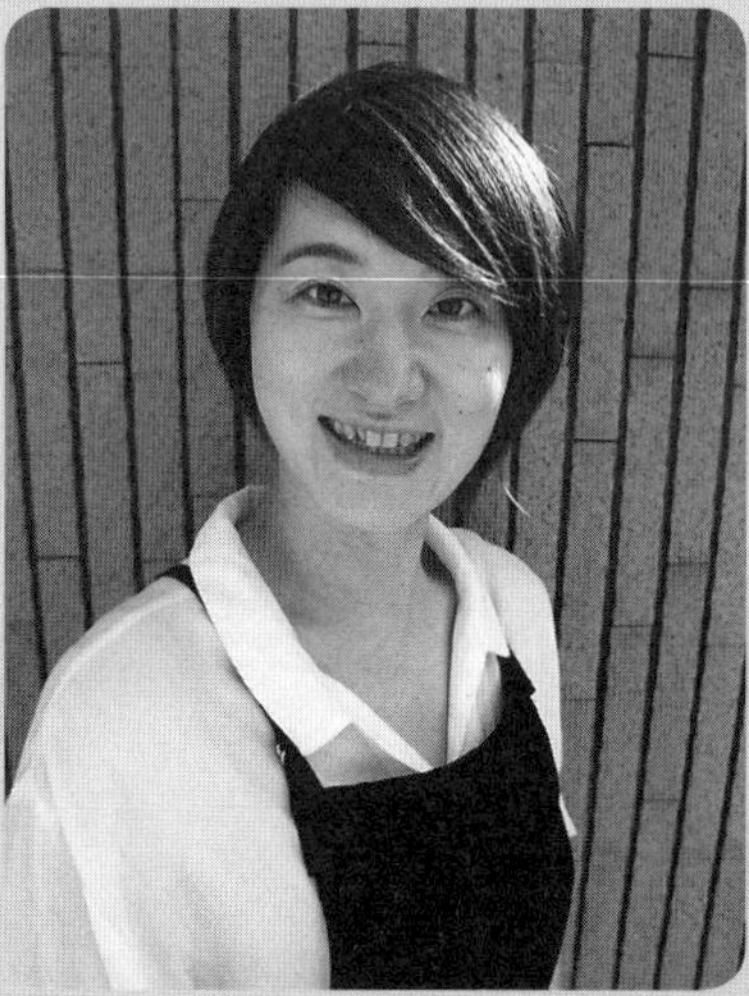

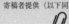

寄稿者提供（以下同）

畑佐さんの歩んだ道のり

伯母が開設した助産院で見た、家族とともに自由な姿勢で出産するというお産に感動。助産師をめざし、看護師専門学校に入学した後、助産師養成学校へ進む。病院勤務を経て現在は東京《とうきょう》都国《こく》分《ぶん》寺《じ》市にある矢島助産院で働く。「助産師は、お母さんとお子さんという二つの命を同時に守らなくてはいけない職業。家族といっしょにがんばった出産は、とても感動的です！」。

家族とともに過ごす貴重な瞬間《しゅんかん》

助産院で仕事をして10年近くになります。長く勤務していると、取り上げた赤ちゃんやかかわったご家族が成長していくようすが感じられます。はじめての子を妊娠《にんしん》した時に出会った女性が、いつの間にか3人の子どもがいるお母さんになっていたり、取り上げた赤ちゃんが大きくなって私の名前を呼んでくれたりします。私がかかわったのは一時期ではありますが、家族の始まりに立ち会えるということは、ほんとうに貴重な瞬間《しゅんかん》をともに過ごしているのだと、あらためて感じます。

身近だった助産院

伯母が助産院を開設していたので、私にとって助産師と助産院は身近な存在でした。

伯母の助産院は二階建ての一軒家《いっけんや》で、どこにでもある、ふつうのおうちです。はじめて訪れる人は、あまりによくある外観なので、看板を見逃《みのが》して通りすぎてしまうくらいです。

出産では、四畳半《よじょうはん》の畳《たたみ》の部屋《へや》に布団を敷《し》いて、妊婦《にんぷ》さんは思うままの姿勢になります。仰向《あおむ》けだけでなく、横向きや四つん這《ば》い、立って産むこともあります。妊婦《にんぷ》さんの夫や上の子やおばあさんなども、いっしょに赤ちゃんが生まれてくる瞬間《しゅんかん》に立ち会います。妊婦《にんぷ》さんと家族と助産師と、力を合わせて赤ちゃんが生まれてくるのを待つのです。

家族といっしょにがんばった出産は、とても感動的です。出産後は一般《いっぱん》家庭のような部屋《へや》で赤ちゃんと同じベッドで過ごします。入院している人は、リビングでみんなそろって、温かく体に良い和食をいただきます。和食は

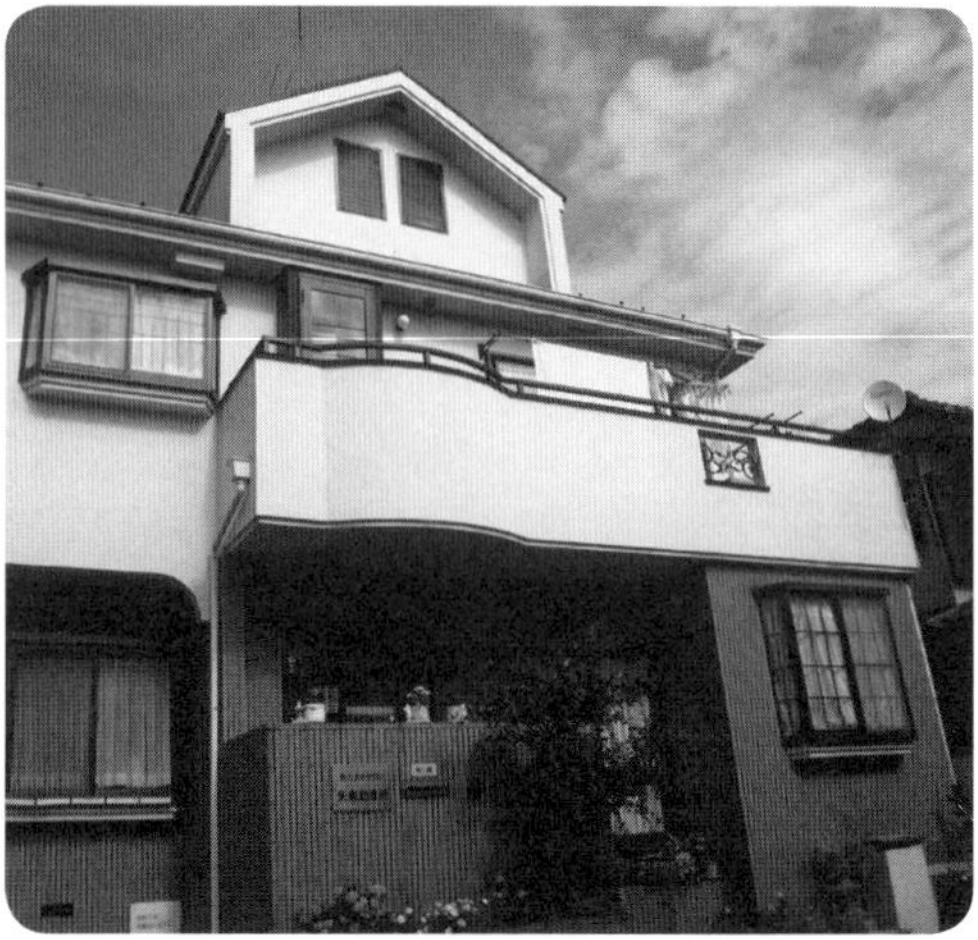
矢島助産院も、親しみのある一戸建て

消化がよく、なじみがある味が、ほっとする気持ちにさせてくれます。家と変わらない雰《ふん》囲気《いき》に「親戚《しんせき》の家に遊びに来たみたい」と話す人もいます。

私は助産師になる前、伯母の家に遊びに行った時に、こうしたにぎやかな出産に立ち会ったことがありました。できるだけ自分の力で、家族とともに自由な姿勢になって和室で産む、といったお産の雰囲気《ふんいき》が、私のなかの出産風景でした。

衝撃的《しょうげきてき》だった分娩介助《ぶんべんかいじょ》

助産師のことは知っていたので、あまり深く考えずに、助産師学校を受験していました。

助産師学校に入学して最初の衝撃《しょうげき》は、分娩《ぶんべん》介助《かいじょ》の実習です。現在は病院での出産が多いため、実習は病院出産の介助《かいじょ》方法を学びます。当時の病院出産は、分娩台《ぶんべんだい》があり、ほとんどの人が仰向《あおむ》けで出産していました。分娩室《ぶんべんしつ》内では、いろいろな触《ふ》れてはいけないものに、滅菌《めっきん》操作が施《ほどこ》され、処置の時はライトを当てます。ちょっとした手術室のイメージです。

助産院での出産の立ち会いで少し知識をもっていた私は、その違《ちが》いに大きな戸惑《とまど》いを感じました。学校での勉強はどれも基本として大事なことでしたが、介助《かいじょ》方法の試験ではクラスのなかで最後に合格した記憶《きおく》があります。

病院勤務で学んだこと

私は病院の勤務を経て、矢島助産院で働き始めました。助産院は妊婦《にんぷ》さんや赤ちゃんに問題のない分娩《ぶんべん》のみにかかわります。妊婦《にんぷ》さんや赤ちゃんに問題があった場合は、連携《れんけい》している産婦人科の病院に対応をお願いすることになります。そのため助産師は、その妊娠が正常か異常かの判断ができなくてはいけません。妊娠《にんしん》、出産は病気ではありませんし、ほとんどは順調に分娩《ぶんべん》が進みます。しかし、妊娠《にんしん》、出産はいつ何が起こるかわからないものです。陣痛《じんつう》が始まってから赤ちゃんの心拍《しんぱく》が下がったり、子宮の入り口が開かなかったり、出産後に多量出血が起こることもあります。その場合、点滴《てんてき》や帝王切開《ていおうせっかい》など医療《いりょう》の力が必要になることもあります。病院ではいろいろな出産を経験し、今でもそれが役立っています。

母親の人生を動かす助産師の存在

最初に勤めた病院で忘れられない出会いがありました。

妊婦《にんぷ》さんは高校生で、夕方に自宅で一人きりで赤ちゃんを出産しました。

まだ、助産師経験の浅かった私は、最初に家族から電話を受けた時点で、どうかかわっていいのか戸惑《とまど》いました。赤ちゃんを抱《だ》いてご家族と病院に来た彼女に最初に「体、だいじょうぶ?」という言葉をかけたことを覚えています。ご家族がとてもうれしそうな顔をしてくれました。

幸い、彼女も赤ちゃんも元気です。赤ちゃんは少し治療《ちりょう》が必要で小児科に入院となりましたが、順調に育ちました。入院中は担当になり、話を聞く機会も多くありました。

「妊娠《にんしん》はわかっていたけど誰《だれ》にも話せなかった」「まわりもそんなに自分を気にしていなかった」「家族とはうまくいっていない」といった不安をかかえていたことを話してくれました。彼女は当時看護師をめざしていて、助産師にも興味をもったと言ってくれました。

その後、私が病院を辞めたあと、彼女は病院に私を訪ねてきてくれました。辞めたことを知らなかったため、同僚《どうりょう》が私に連絡《れんらく》をくれて、話をすることができました。それは家族や友人、先生には言えない相談ごとでした。いろいろと考えた時に私のことを思い出してくれたようです。妊娠中《にんしんちゅう》から知っていたわけでも、出産に立ち会ったわけでもなく、ほんとうに数日だけのかかわりのなかで、頼《たよ》る場所として選んでくれたことに感動しました。助産師のかかわりは、それだけ大きく人生を動かす存在であると感じましたし、この出会いは今でも私にとって、人とかかわることの原点となっています。

その後、彼女は看護師になりました。彼女が活躍《かつやく》していると思うと、私も初心を思い出してがんばらなくてはと思います。

自然な出産をいっしょに考える

助産院では、一人の女性の妊娠《にんしん》から出産、子育てまでの長い期間にかかわることができます。今は助産院自体も少なく、出産するのはほとんどが病院のため、助産院を知らない人も多いと思います。しかし、自分の体に問題がなければ助産院で出産ができますし、妊《にん》娠中《しんちゅう》から体を整えるきっかけにもなります。また、出産だけでなく育児で困った時にも助けになる場所です。

妊娠中《にんしんちゅう》は、赤ちゃんが元気かどうかを確認する妊婦健診《にんぷけんしん》のために、定期的に助産院に通ってもらいます。妊婦健診《にんぷけんしん》では赤ちゃんの心臓の音を確認したり、おなかがどのくらい大きくなったかを測定したり、心配なことはないかなどを聞いていきます。「今日は赤ちゃん、元気かな」「何か気になっていることはないですか」と、ゆっくり話をしながら行います。希望する人には赤ちゃんのようすがわかる超音波《ちょうおんぱ》検査を行い、赤ちゃんが大きくなっているか、性別はどちらかなど、映っている画面をいっしょに見て確認をします。妊婦《にんぷ》さんにとっては、赤ちゃんを目で見ることができるうれしい時間です。

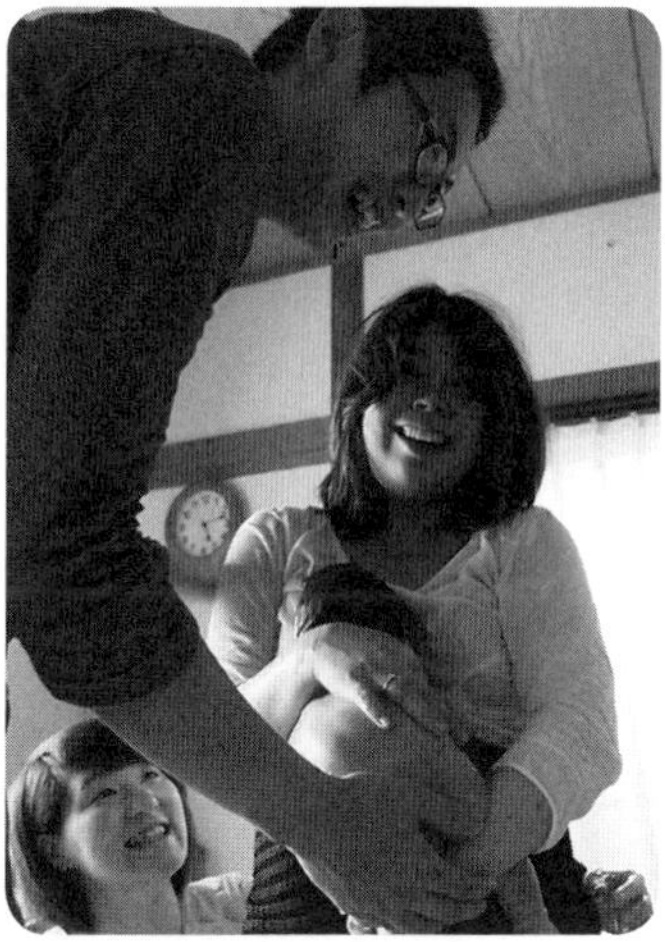
4000グラムの男の子を立って出産

　妊婦健診《にんぷけんしん》や妊婦《にんぷ》クラスでは、妊娠中《にんしんちゅう》にどんなことに気をつけたらいいかを話しています。自然な出産のためには体力が必要ですし、体力がつくと産後の育児生活も、元気で過ごせることが多いのです。よく歩く、貧血にならないような食事をとる、など、こうしたらもっと良くなりますよというアドバイスをしながら、何ができるかをいっしょに考えます。

体が楽になると妊婦《にんぷ》生活も楽しくなります。かかわっている妊婦《にんぷ》さんがどんどん元気になっていき、いきいきと変わっていくようすを感じられるとうれしいです。こうした、妊婦《にんぷ》さんのために何が良いかを考えていくことは助産院の特徴《とくちょう》ともいえます。私自身、体を冷やさないようにしたり、良い姿勢を意識することで、生理痛や冷え症《しょう》がよくなりました。妊婦《にんぷ》さんに良いことは、女性にとっても良いことなのです。

助産院での出産

分娩《ぶんべん》予定日が近づき、生まれそうになって入院すると、助産師は常に産婦《さんぷ》さん（出産中は「産婦《さんぷ》」になります）のそばで過ごします。痛いところをさすったり、温めたりしながら、どうすれば産婦《さんぷ》さんと赤ちゃんが元気に気持ちよく過ごせるのか、いっしょに考え、いっしょに行動します。声を出しても良いし、動いても良いし、寝《ね》ても良いのです。助産院での出産を選んでも、病院と陣痛《じんつう》の痛みは変わりません。ただ、姿勢や保温などの環境《かんきょう》しだいで痛みが増したり、陣痛《じんつう》が弱まったりすることはあります。何回出産していても、お産の進み方は毎回違《ちが》います。おなかの中にいる赤ちゃんの大きさも産婦《さんぷ》さんの体も毎回変わっています。もちろん、赤ちゃんと産婦《さんぷ》さんの自然なペースで進んでいきますが、時には助産師のかかわり方しだいでお産の進行が変わることがあります。助産師は、産婦《さんぷ》さんが

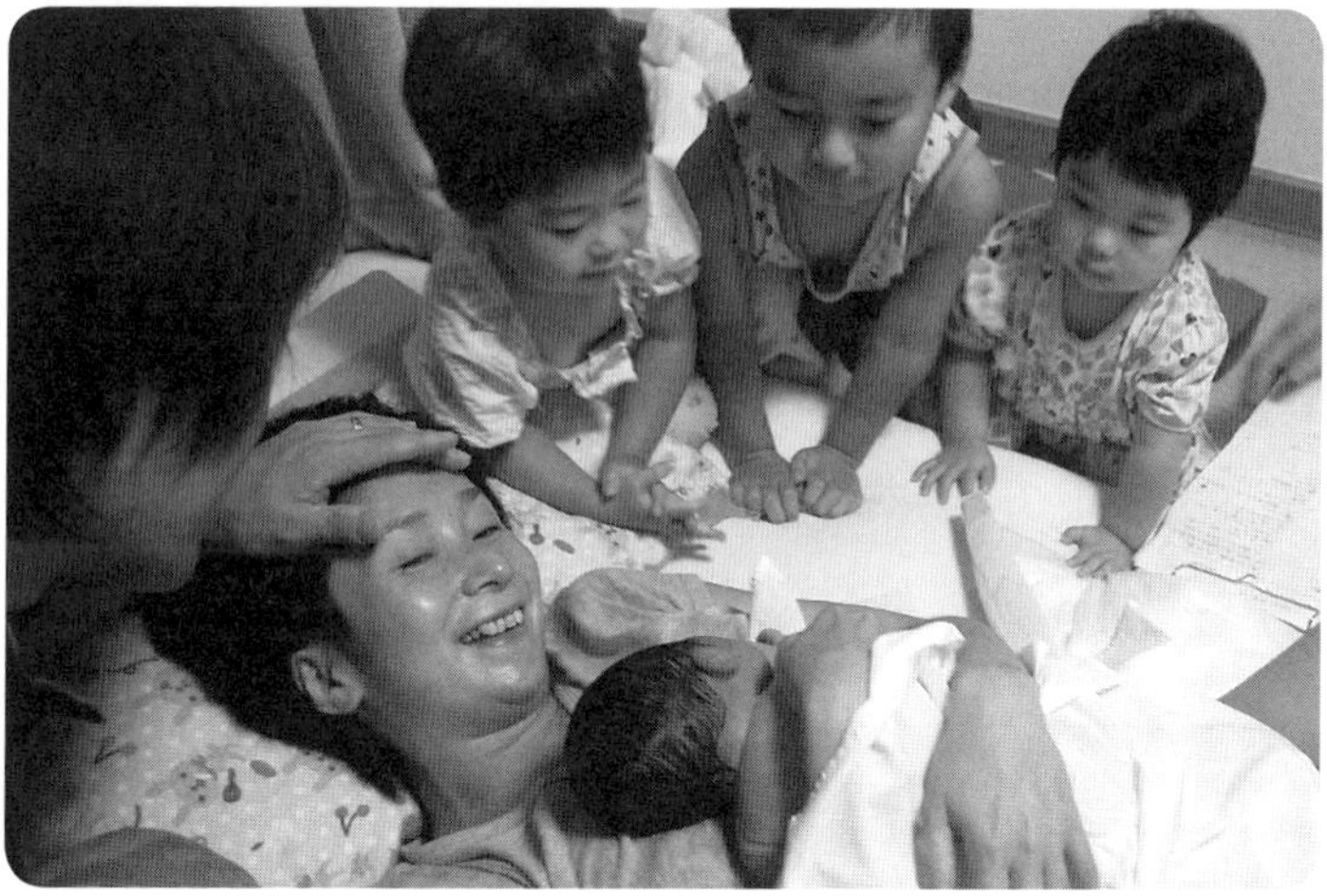

4人目の出産。兄妹に見守られて生まれました

リラックスできるように、そばで「痛いですよね」「上手《じょうず》に進んでいますよ」と声をかけながら、お産が順調に進むようにかかわっていきます。

また、誰《だれ》でも出産に立ち会えるというのも助産院の特徴《とくちょう》でしょう。希望があれば夫や子どもたち、祖父母や友だち、いろいろな人が立ち会えます。助産院の立ち会い出産は「立ち会い」ではなく「いっしょに産む」かのような空間です。助産師は家族がお産にかかわれるように、産婦《さんぷ》さんの汗《あせ》をふいてもらったり、手を握《にぎ》ってもらったり、いろいろなお願いをします。何をしたらいいのかわからずに空間を共有するよりも、いっしょにがんばれるようにかかわってもらいます。生まれる瞬《しゅん》間《かん》だけでなく、いっしょにがんばった経験が家族としての絆《きずな》を深めるのだと思います。

産婦《さんぷ》さんの体から生まれてくる温かい赤ちゃんを受けとめる瞬間《しゅんかん》は、助産師としてもとても気持ちのいいものですし、いっしょにがんばったみんなからも喜びの笑顔《えがお》があふれます。大きな産声《うぶごえ》は、とても心地良いものです。生まれた瞬間《しゅんかん》に、お母さんよりも号泣するお父さんもいて、とても感動的です。

助産院で出産する女性は、子だくさんの人が多いような印象があります。それは、助産院で出産することで、出産は怖《こわ》いものではなく、家族や助産師が常にそばにいて「また産みたい」と思えるもの、と彼女たちが思ってくれているからかもしれません。

助産師は二つの命を守る職業

助産院には医師がいません。スタッフは助産師をはじめ女性が中心です。助産師が女性同士の立場で妊婦《にんぷ》さんを支え、ともに出産に向けて考えていきます。妊婦健診《にんぷけんしん》やクラスでは、出産のために大切なことも伝えながら、ふだんの何気ないことを話したり笑いあったりもします。身近な存在になることで、ちょっとしたことも相談できるような関係が築けています。

助産院では、点滴《てんてき》や帝王《ていおう》切開などの医療《いりょう》の力が必要となった場合、産婦人科へ妊婦《にんぷ》さんの搬送《はんそう》をお願いすることがあります。妊娠《にんしん》中《ちゅう》からかかわり、誕生《たんじょう》を目前にした状態で出産に立ち会えなくなり、自分の無力さを感じることもあります。かかわり方を反省することもありますが、助産師の仕事は妊婦《にんぷ》さんに元気でいてもらうこと、赤ちゃんの誕生《たんじょう》をお手伝《てつだ》いすることです。学生のころに学んだ「助産師は母と子の二つの命を同時に守らなくてはいけない職業」という言葉を思い出し、無事に出産できた、と後から聞いた時は、感謝と安堵《あんど》の気持ちでいっぱいになります。

地域のなかでかかわる

病院で勤務していた時と大きく違《ちが》うことのひとつは、自分が地域の一員であると実感することです。

何気なく買い物をしている時に助産院で出産した人が声をかけてくれたり、「いのち」についての生教育で小学校に話に行くと助産院で生まれた子がいたり。助産院で生まれた子が学校の職場体験で来てくれることもあります。入学式や成人式の節目に遊びに来てくれることもあります。

私がはじめて助産院で取り上げた子も、もう小学生です。取り上げた子が「樹里ちゃん大好き」と言ってくれた時なんて大喜びです! いろいろな形で人とつながっていることが不思議であり、これからの子どもたちの成長にわくわくします。そして、子どもだけでなく、その家族が新たに変化していくようすを見守れるのも、地域の助産院ならではだと感じます。

また、助産院は地域のよりどころのような役割があります。出産だけでなく、「授乳についていて困っている」「子育てに悩《なや》んでいてどうしたらいいのかわからない」などの電話がくることもあります。助産院は24時間電話がつながり、話を聞ける場所です。つらい時に支えになりたい、そのためにはどうしたらいいのかと悩《なや》み、こんな場所があることを広く知ってほしいと、いつも思います。

助産院だけでなく、地域の活動も増えまし

た。毎月「助産師相談の日」という日があり、その時は市内の子育て広場へ出かけていき、地域の人と話をします。そこは赤ちゃん連れで遊びに行ける場所で、いろいろな施設《しせつ》で出産した人たちが来ます。病院に聞きに行くほどのことではないけれど、不安に思っていること、たとえば授乳やつぎの妊娠《にんしん》、離乳食《りにゅうしょく》や子どもの体重の心配などについて相談にのります。助産院では1カ月健診《けんしん》までの赤ちゃんとのかかわりが多かったので、最初は経験不足からわからないことも多くありました。今では自分の知識の幅《はば》も広がり、毎月会う子の成長も見ることができる、とてもうれしい時間となっています。助産院以外で出産したお母さんにも、助産師を身近に感じてもらえる機会となっています。

毎日が「新しいスタート」

助産師は妊婦《にんぷ》さんだけでなく、家族や子どもたち、思春期の子や更年期《こうねんき》の方など、とても幅広《はばひろ》い年齢層《ねんれいそう》の人にかかわる仕事です。いろいろな考えをもつ人たちとのかかわりは自分にとっても刺激《しげき》となりますし、個人の価値観だけで判断してはいけないことも学びます。人とかかわることで、自分の個性も活かせますし、どんなことも経験としていける醍醐味《だいごみ》があります。

これから助産師としてどんな活動をしていったらいいのか、今でも悩《なや》みは尽《つ》きません。ただ、私が日々かかわっているのは、新しいスタートを切る人たちばかりで、いつも元気をもらえます。人生の出発となる瞬間《しゅんかん》に立ち会い、喜びであふれる時間が多い助産院は、

「ありがとう」の言葉で満ちている、とても温かい場所です。

出産でかかわった方から「日々の疲《つか》れも日常のいやな気持ちも助産院では少しも見せない樹里さん。ほんとうにキラキラ輝《かがや》いて見えました」と書いた手紙をもらいました。この言葉を見るたびに、疲《つか》れていてもがんばろうと思います。大変だと思うたびに、自分は、お母さんたちと赤ちゃんに支えられているからがんばれる、と思うのです。もらった力をつぎにかかわるお母さんたちにつなげたい、毎日がそのくり返しです。

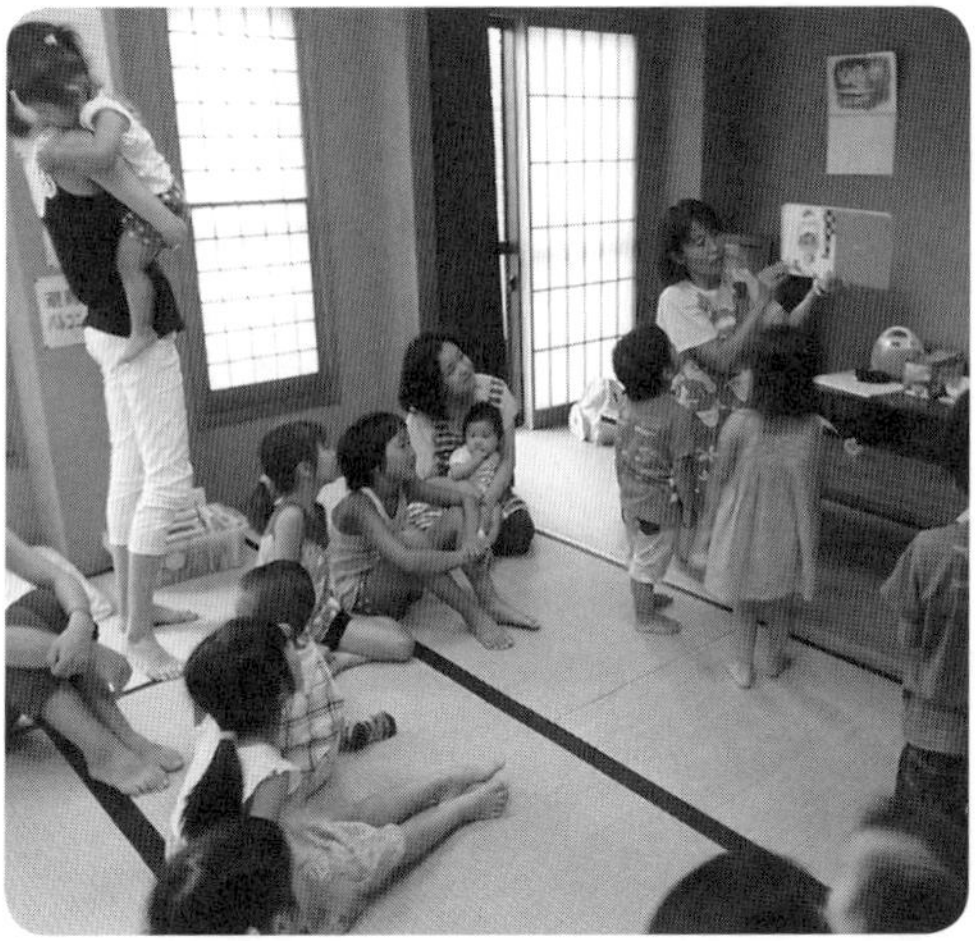
ある日の親子ひろば

先日も出産がありました。3人目の出産で、お母さんの希望で、お父さんと向き合って立ちながらの出産でした。かたわらでは、夜中でも寝《ね》ずに待っていたお兄ちゃんとお姉ちゃんが見守っています。きれいに生まれた赤ちゃんは3600グラムの男の子。お母さんに抱《だ》っこされて、すぐに大きな声で泣いてくれました。幸せそうなお母さんと元気に生まれてきてくれた赤ちゃんが出会う瞬間《しゅんかん》に立ち会える助産師は、やっぱり幸せな職業です。

ドキュメント 2 産科病院で働く助産師

今までの経験が仕事の喜びにつながる

府中《ふちゅう》の森《もり》 土屋《つちや》産《さん》婦《ふ》人《じん》科《か》
荒《あら》井《い》英《ふさ》恵《え》さん

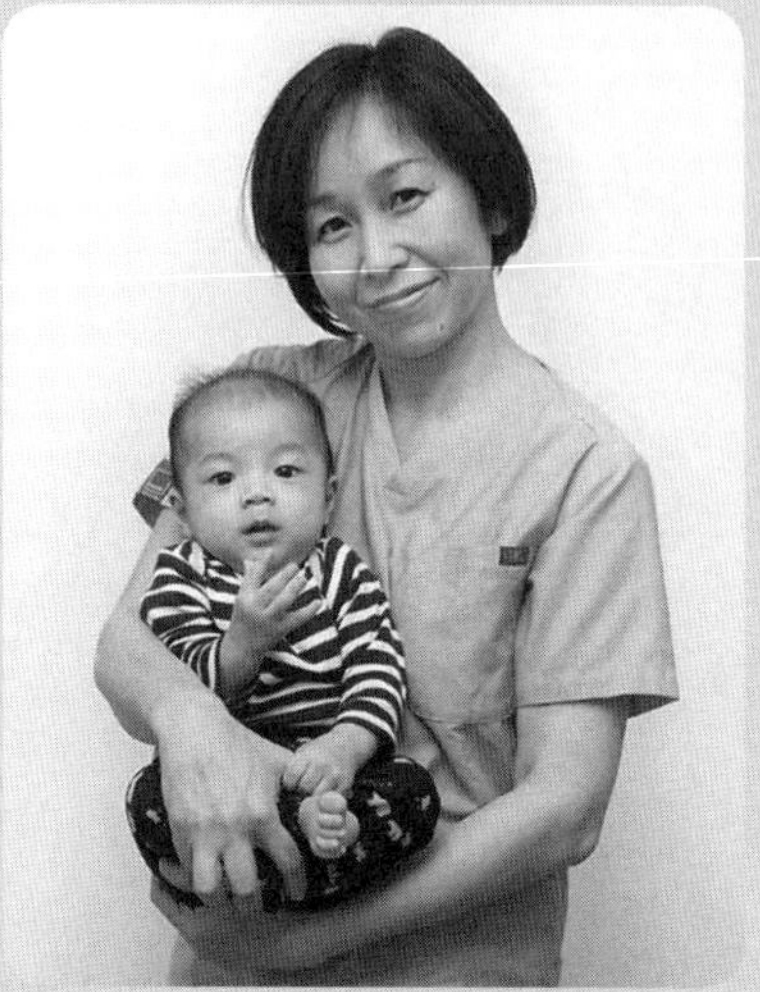

寄稿者提供（以下同）

荒井さんの歩んだ道のり

社会人になってから一念発起、看護専門学校へ通い、看護師国家試験を経て看護師資格を取得。がん患者《かんじゃ》のケアと支援《しえん》を担うホスピスで看護師として働く。やがて「生命に積極的にかかわりたい」と助産師学校に入学、助産師国家試験を経て資格を取得。現在は、東京都府中市の土屋産婦人科で、妊娠中《にんしんちゅう》の妊婦《にんぷ》の体力づくりや産後の育児支《し》援《えん》のための教室なども企画《きかく》・運営している。

助産師になるまで

私が「助産師」という仕事の魅力《みりょく》に気付くまでには、少し時間がかかりました。

進路に悩《なや》んでいたものの、大学卒業後は保険会社に勤めました。何ごとにも一生懸命《けんめい》に向かい、3年経ったころには営業職として、それなりの業績を残せるようにもなりました。

それでも満たされない何かがありました。

丸の内のオフィス街を歩きながら、このままでいいのだろうか、と思い始めました。自分の道を探すために、再び大学に聴講生《ちょうこうせい》として通ったり、いろいろな職種の人と会って話をしたりもしました。

そんななかで、ある医師との出会いが「仕事を通して、こんなにも人との深い交流があるのか!」ということを私に教えてくれました。その医師は、患者《かんじゃ》さんを自分の友人や家族のように思い、親身に接していたのです。医療《いりょう》という仕事を通じて、人との深い交流が生まれていることに私は感動しました。そして、「人と真剣《しんけん》に向き合う仕事がしたい、興味をもって一生続けられる仕事をしたい!」と強く思うようになりました。

私は会社を辞め、25歳《さい》から看護学校に通いました。卒業後は、がん末期の患者《かんじゃ》さんなどの症状緩和《しょうじょうかんわ》を行い、最期を在宅で看取る援《えん》助《じょ》をするホスピスで働きました。そこでは身体的な治療《ちりょう》とともに、精神的な援助《えんじょ》もともに大切にしていました。

そこで気付いたことは、「私がしていることは、その人らしく生きるお手伝《てつだ》い」だということです。そして、もっと積極的に「生きることをサポートする仕事がしたい」と思うようになりました。

「生きる」という言葉を考えた時に浮《う》かんだのは、看護学校の母性看護実習で見た、助産院での自然分娩《ぶんべん》の光景でした。妊婦《にんぷ》のもっている力を最大限に引き出しながら、助産師は自然分娩《ぶんべん》に挑《いど》んでいました。

そして、31歳《さい》の時に、私は助産師養成学校に入学しました。

助産師養成学校卒業後は、とにかく早く一人前になりたくて、経験を積むために年間1200件ほどの分娩《ぶんべん》がある病院で5年間働きました。

その後は、いつか自分で助産院を開業したいと思い、勉強のために助産院で働きました。しかし3年ほど経ったころには、助産院で出産する人も減り、開業の難しさを感じ始めました。

助産院の医療《いりょう》連携《れんけい》先《さき》であった土屋産婦人科から「人手不足」という連絡《れんらく》が入ったのはそのころでした。最初は臨時職員として働き始めましたが、入院施設《しせつ》のある有床診療所《ゆうしょうしんりょうじょ》でのやりがいを感じ、半年後には正規職員として働くようになりました。

助産師の役割、医師と協力して

土屋産婦人科は入院施設《しせつ》のある診療所《しんりょうじょ》です。そこは私が働いてきた「病院」と「助産院」両方の良さを兼ね備えていました。

たとえば、ハイリスク（妊娠《にんしん》や分娩《ぶんべん》が進むにつれて異常が起こる可能性が高い状態）など妊婦《にんぷ》さんの健診《けんしん》は医師が主導します。エコーなどの検査で経過を注意深く見守り、助産師は妊婦《にんぷ》の心配や不安の軽減といった精神的な援助《えんじょ》を担当します。

一方、ローリスクな妊婦《にんぷ》さんの場合は「助産師外来」で助産師が主導して健診《けんしん》を行い、経過が順調であるかを診《み》ていきます。

また、分娩時《ぶんべんじ》には、必要があれば速やかに医師がたずさわります。待っても陣痛《じんつう》が始まらない時の促進剤《そくしんざい》の点滴《てんてき》、赤ちゃんが出そうで出ない時の吸引・鉗子分娩《かんしぶんべん》、胎児《たいじ》心音の状態が悪い時の緊急帝王《きんきゅうていおう》切開手術、産後の多量出血のための処置などは、母子の生命を守るために、なくてはならない医療《いりょう》です。

経過が順調ならば、妊婦《にんぷ》さんには安心してリラックスできる環境《かんきょう》が必要になります。助産師が、マッサージや優しい声かけで寄《よ》り添《そ》いながら、分娩《ぶんべん》を主導的に進めていきます。部屋《へや》をうす暗くして音楽を流したり、アロマテラピー（芳香療法《ほうこうりょうほう》）も行います。分娩《ぶんべん》が長引く時には散歩や入浴なども勧めます。このように医師と助産師は、それぞれの専門領域で協力しながら働いています。

助産師の力を発揮する仕事は、妊婦健診《にんぷけんしん》や分娩介助《ぶんべんかいじょ》のほかにもいろいろあります。よりくわしく妊娠中《にんしんちゅう》の生活について学ぶ「マタニ

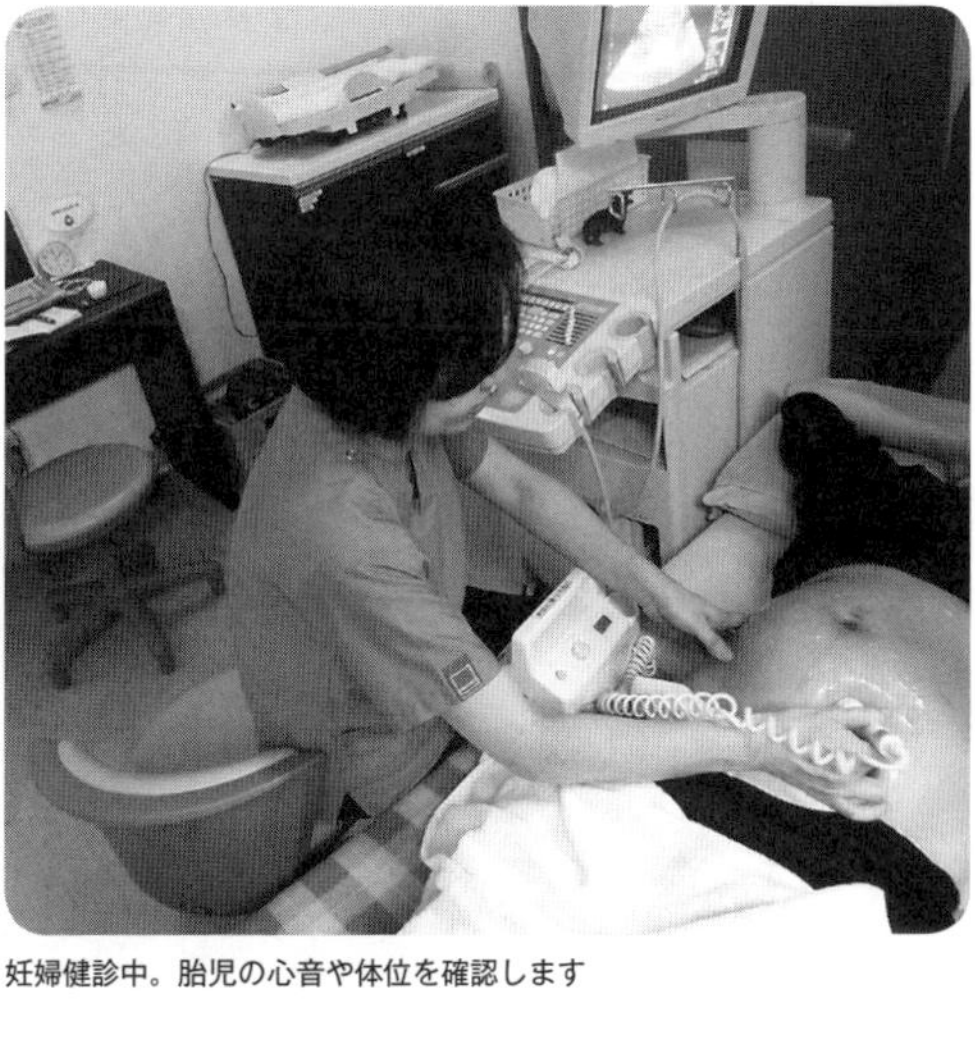

妊婦健診中。胎児の心音や体位を確認します

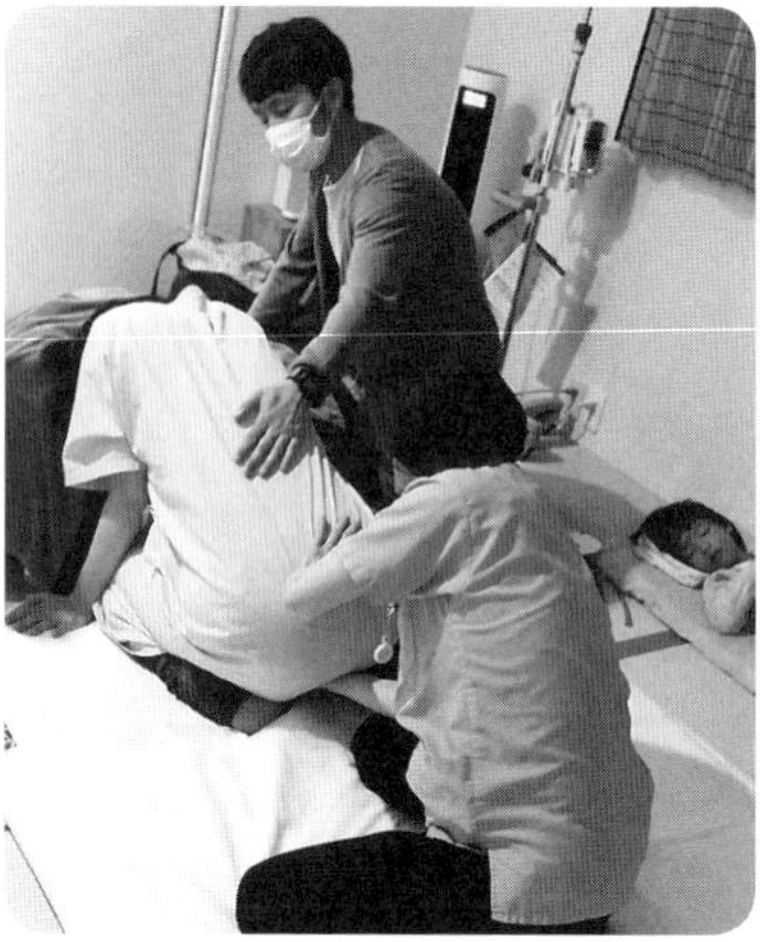
お産真っ最中。家族も立ち会います

ティークラス」、妊娠中《にんしんちゅう》の体力づくりのための「マタニティーヨガ」、夫婦で参加してお産の経過を学ぶ「両親学級」、兄弟の心の準備のための「兄姉クラス」、祖父母になる人たちが最近の子育て事情を学ぶ「祖父母クラス」、育児支援《しえん》として、産後2、3カ月の母子を対象とした「同窓会」、母乳育児を支援《しえん》する「母乳外来」。こうしたクラスを企画《きかく》・運営しているのも助産師です。土屋産婦人科では個性豊かな助産師がさまざまな工夫を凝《こ》らして、魅力的《みりょくてき》なクラスを開催《かいさい》しています。

いっしょに汗《あせ》をかきながら

こうした日々の仕事のなかで私の印象に残ったエピソードが、いくつかあります。

20歳《さい》の初産婦、高橋《たかはし》さん（仮名）は昨日からゆっくりと分娩《ぶんべん》が進んでいました。出勤した私は、夜勤の助産師から経過の報告を受けて担当を交代《こうたい》しました。高橋さんは、経過に異常がないので、畳敷《たたみじ》きの和室の分娩室《ぶんべんしつ》で過ごしていました。布団に横になり、陣痛《じんつう》がくると時々いきんでいます。赤ちゃんの頭はようやく子宮の入り口を越え、産道に入り始めたところで、まだ時間はかかりそうです。かたわらには同じ年の夫が手を握《にぎ》り、心配そうにつきそっています。高橋さんの実母は汗《あせ》を拭《ふ》くなど世話をしています。

高橋さんは疲労《ひろう》のあまり、私が声をかけても言葉を返してくれません。ただ首をふるだけ。やっと話してくれたかと思ったら、「もうやだ！　つらい！　早く産みたい！　おなか切って！」。

私は医師と今後の方針を相談しました。その結果、「時間はかかっているが経過は順調。胎児心拍《たいじしんぱく》も問題なく、客観的に体力はまだある」と医師と私は判断し、このまま助産師主導で分娩《ぶんべん》を進めていくことになりました。

ここからは、高橋さん自身にいかに自分で産むんだ！　という気持ちになってもらうかが鍵《かぎ》です。「産むママもつらいけど、赤ちゃんはもっとがんばっているからね。赤ちゃんの背中を押《お》してあげられるように、いっしょにがんばろう！」などと声をかけ、消極的な気持ちを切《き》り替《か》えられるように働きかけます。

そして何も食べていないので、喉越《のどご》しの良いものを選んで、カロリー補給し、体力を維持《いじ》してもらいます。食べたくないと顔をしかめる高橋さんに、「赤ちゃんもおなかが空いているよ。少しでも食べると元気になるよ」と説得します。

こうなると高橋さんと私の根比べです。少し気持ちが前向きになってきたところで声をかけます。「赤ちゃんが降りてきやすいように、体を起こしてみようか」「えー！　もう動きたくない～」「そうだよね～。でも動いたほうが、お産が早く進むよ。手伝《てつだ》うからね！」とタイミングを見計らい、夫と実母にサポートをしてもらいながらクッションを抱《だ》きかかえた、四つん這《ば》いの姿勢になってもらいます。高橋さんは少しいきみやすくなり、ゆっくりゆっくりと胎児《たいじ》は降りてきます。胎《たい》児《じ》の心音も確認していますが異常はありません。

「ねぇーまだ？　まだなの!?」

産道を降りてくる胎児《たいじ》は高橋さんには見えないため、じれったくなってしまうのです。

「ゆっくりだけど、ちゃんと進んでいるよ。もう少しだから、がんばろう！」

この段階になると、もっともっと胎児《たいじ》を押《お》し出《だ》す強い力が必要です。そこで、押《お》し出《だ》す力がさらに効果的に働くよう、再び体勢を変えることを提案します。疲れもピークとなっている高橋さんは、もう渋々《しぶしぶ》といったようすです。夫と実母に支えられ、私の首に両手を回し、しゃがんだ姿勢で上体を起こしてもらいます。私は全身で高橋さんの体を受け止めながら、高橋さんの股《また》に手をあて、その手の感触《かんしょく》で胎児《たいじ》の出てくるスピードを確かめます。はたから見ると抱《だ》き合ったように見える高橋さんと私は汗《あせ》だくです。

「もう少しでゴールだ！」と思った高橋さんは、最後にありったけの力を陣痛《じんつう》に合わせてふり絞《しぼ》りました。家族も私も「そうそう。もう少しがんばれ!!」と声援《せいえん》を送り、部屋中《へやじゅう》がすごい熱気につつまれます。

赤ちゃんの頭が見《み》え隠《かく》れし始めました。ここまできたら、後は慌《あわ》てずに少しずつ出してあげます。私がゆっくりと取り出す赤ちゃんを高橋さんは両手を差し出し、迎《むか》えます。

「わあああ……」

もう言葉になりません。赤ちゃんは元気に「おぎゃー」と泣き出します。高橋さんはしつかりと赤ちゃんを抱《だ》きかかえ、胸の上の温かな「いのち」に優しい眼差しを向けています。

産後、高橋さんは、慣れないながらも赤ちゃんの世話と授乳を続けました。そして退院する日、「お産は大変だから、もう子どもはいらない」と私につぶやいて、帰っていきました。私はちょっとさびしい気持ちになりました。

ところが3カ月後の「同窓会」でのことです。遠くから「荒井さーん」と大声で手をふってくる高橋さんがいました。

「うちの子、こんなに大きくなりました！ お産の時はありがとうございました！ つぎの子のお産の時も、荒井さんお願いしますね～」

驚《おどろ》きました。そして、私はあらためて思いました。つらかったお産を乗り切った自信。温かい家族のサポート。そして赤ちゃんの存在そのものが、高橋さんを少しずつ「お母さん」に育てていったのだと。

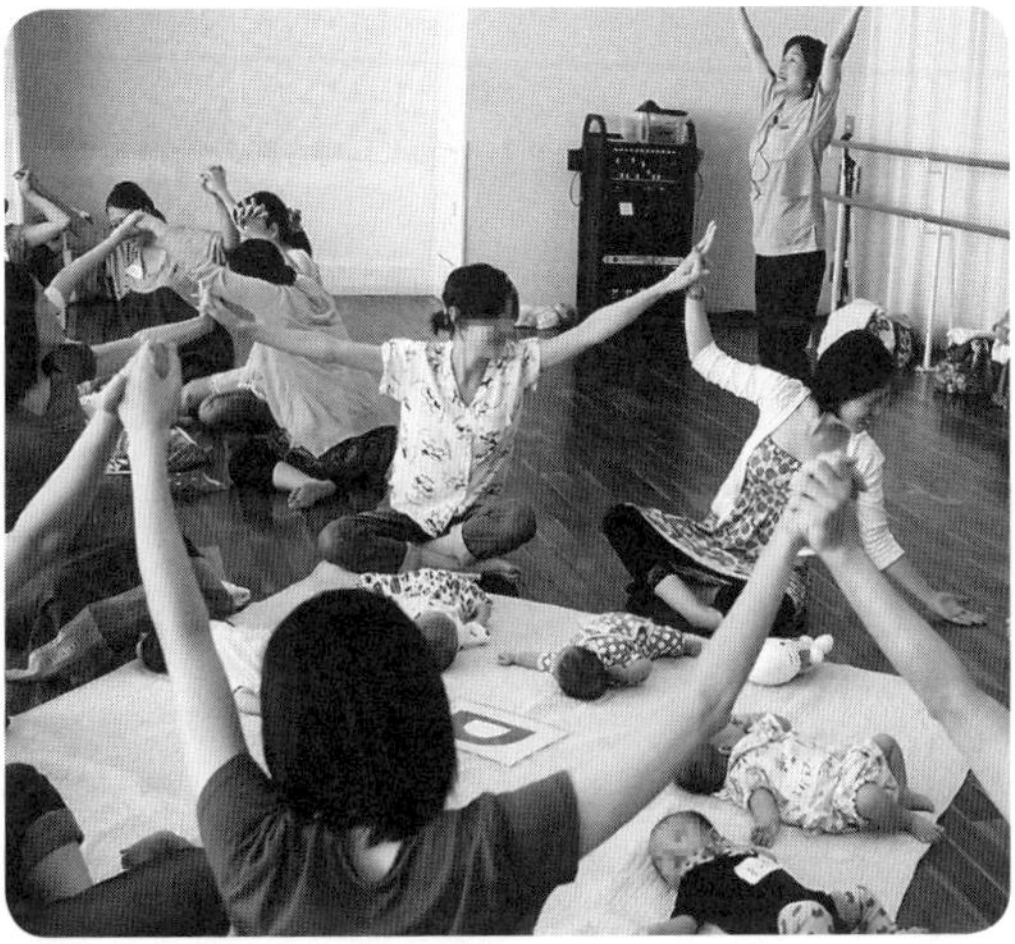
産後２、３カ月の母子に行う「同窓会」。「体をほぐしていきましょう！」

元気な赤ちゃんの誕生《たんじょう》の喜びとともに、こうした「お母さんの誕生《たんじょう》」を見られることも、助産師である私の大きな喜びです。

家族の成長を見守って

河合《かわい》さん（仮名）は４人目のお子さんの出産に来られました。40歳《さい》の保育士です。お産は順調に進み、夫と３人の娘さんもお産に立ち会いました。４人目にして、はじめての男の子。

「かわいい！　かわいい！」

みんな口々につぶやきます。本当に愛くるしい表情をした赤ちゃんです。でも、この赤ちゃんは21トリソミー（21番染色体の異常による病気。ダウン症候群《しょうこうぐん》ともいわれています）という病気をもって生まれたことが、間もなくわかりました。河合さんは動揺《どうよう》し、表情が固く、言葉が少なくなっていきます。私たち助産師はそんな河合さんに寄《よ》り添《そ》い、動揺《どうよう》している気持ちを受け止めます。いっしょに赤ちゃんの世話をしながら、懸命《けんめい》に受け入れていこうとする河合さんを見守ります。赤ちゃんは大きな病院へ通院をしながらも、自宅へ無事、退院していきました。

それから1年後のこと。河合さんの家族が診療所《しんりょうじょ》を訪ねてくれました。

「この子の病気がわかった時はつらかったけれど、今はほんとうに幸せです。この子が私たち家族のもとへ来てくれたのだと素直に思えます。あの時、助産師さんたちに温かく支えてもらえたからこそ、今、こうした気持ちでこの子に向き合えるのだと思います」

なんて、すばらしいのでしょう。河合さんと家族の成長に、私は深く心を動かされました。家族の可能性を信じて寄り添《よ そ》い、こんなふうに「家族の誕生《たんじょう》」に出会えると、ほんとうに胸が熱くなります。

深い共感から言葉が湧《わ》いてくる

田中《たなか》さん（仮名）は35歳《さい》の初産婦です。当初は助産院で出産の予定でしたが、妊娠中《にんしんちゅう》に妊娠糖尿病《にんしんとうにょうびょう》（妊娠《にんしん》によって起こる糖の代謝異常）になってしまいました。合併症《がっぺいしょう》があると、助産院での出産はできません。そのため、医療連携先《いりょうれんけいさき》である私たちの医院に転院してきたのです。

田中さんは幸い大きな異常はなく、がんばって自然分娩《ぶんべん》ができました。産後は、母乳だけで育てたいと、睡眠《すいみん》不足でも一日中授乳に奮闘《ふんとう》しています。助産師も母乳分泌《ぶんぴつ》をうながすためにマッサージなどのケアをします。

産後4日目。それでもまだ母乳量は十分でなく、赤ちゃんの体重は大幅《おおはば》に減少してしまいました。担当助産師は「これ以上の体重の減少は赤ちゃんの健康のために良くないので、少しミルクを足しましょう」と提案しました。しかし、田中さんは首を縦にふりませんでした。その日の夜勤で私は田中さんを担当しました。部屋《へや》を訪れると、「やっぱりミルクは足さないとだめですか？　母乳だけで育てたいのです」と田中さん。私は「お産の疲《つか》れもあったのに、ここまでよくがんばりましたね」と、まず声をかけました。そして、ひと呼吸おいて、静かに続けました。

「私たちの人生では、大切なものをぐっと握《にぎ》りしめるばかりでは、まわりが見えなくなって、うまくいかない時があります。田中さんががんばっていることは、赤ちゃんも十分にわかっているので、その握《にぎ》りしめている手を、少し開いてみませんか」

素直な田中さんはその夜、少しだけミルクを足しました。ふっと肩《かた》の力が抜《ぬ》けたのも良かったのでしょう。翌日には母乳量はぐっと増え始ました。そして1カ月健診《けんしん》では、母乳だけで赤ちゃんの体重は十分に増えていました。田中さんはこんなことを言ってくださいました。

「あの夜のひと言で、急に視界が開けたようになったのです」

とてもうれしいひと言です。

こんなふうにしばらくしてから、「妊婦健《にんぷけん》診《しん》時《じ》の、あのひと言がうれしかった」「産後の夜の、あのひと言が心に響《ひび》いた」というようなお礼を言われることがよくあります。私はその詳細《しょうさい》を忘れていることが多いのですが、何となくその時の雰囲気《ふんいき》を思い出します。ほんの一瞬《いっしゅん》だったかもしれないけれど、人間として深いところで共感しあえたのだろう、と思うのです。私自身、何とも言えない、深い喜びにつつまれる瞬間です。

高橋さん、河合さん、田中さんとのエピソードを通じて私が感じたことは、自分の内側から沸々《ふつふつ》と湧《わ》いてくる「喜び」でした。こうした「喜び」をもって仕事ができることは、ほんとうにありがたいことだと思います。

自分に問い続ける

助産師という職業は、「いのち」や「人間」について深く考えさせられる場面が多くあります。そんな時、助産師自身が、自分の生き方に向き合い、人間に対する理解を深めていくことで、ほかの人の不安や苦しみに寄《よ》り添《そ》い、「いのちの輝《かがや》き」を心から祝福できるようになるのではないかと思います。知識や技術の向上だけでなく、人間として成長することが、助産師としての良い仕事につながっていくのではと感じています。

　私はこの職業に、少し寄り道をしながらたどり着きました。しかし、この職業の良さを深く理解するためには、私には必要な時間であったと思います。

　人には、向き不向きがありますし、すぐには自分の志望がわからないこともあるでしょう。でもそんな時も、「自分にとって大切なことは何なのか?」と、常に問い続けてください。その先に、あなたらしい職業、あなたしかできない仕事が、きっと待っていることでしょう。

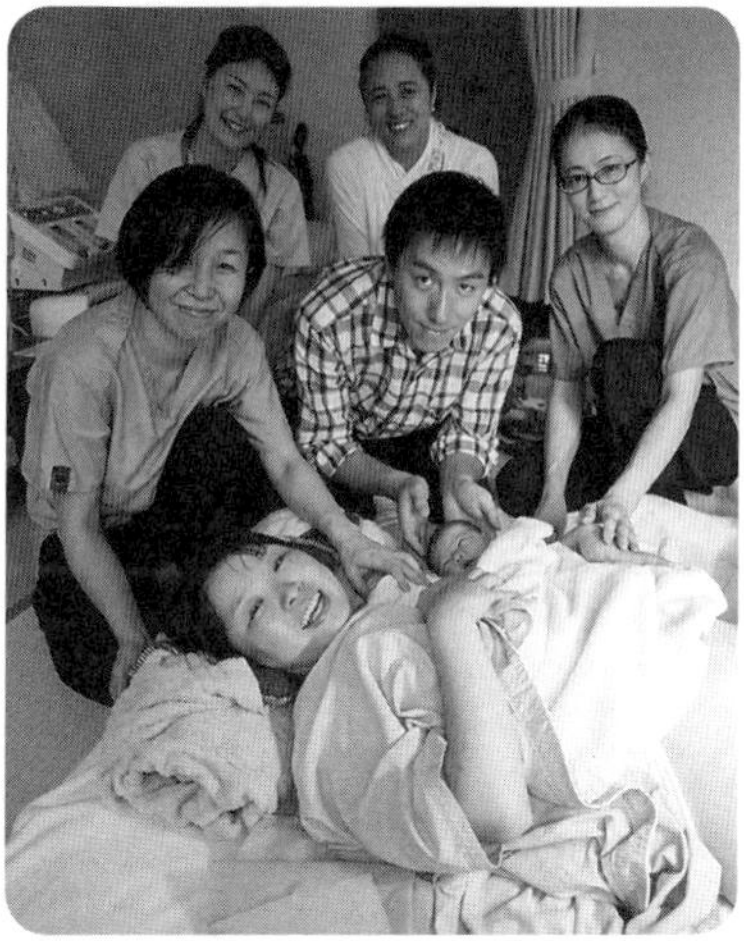
お産直後に記念撮影！

ドキュメント 3 総合病院で働く助産師

さまざまな出産にきめ細かく対応

日本《にほん》赤十字《せきじゅうじ》社《しゃ》医療《いりょう》センター
重松《しげまつ》環奈《かんな》さん

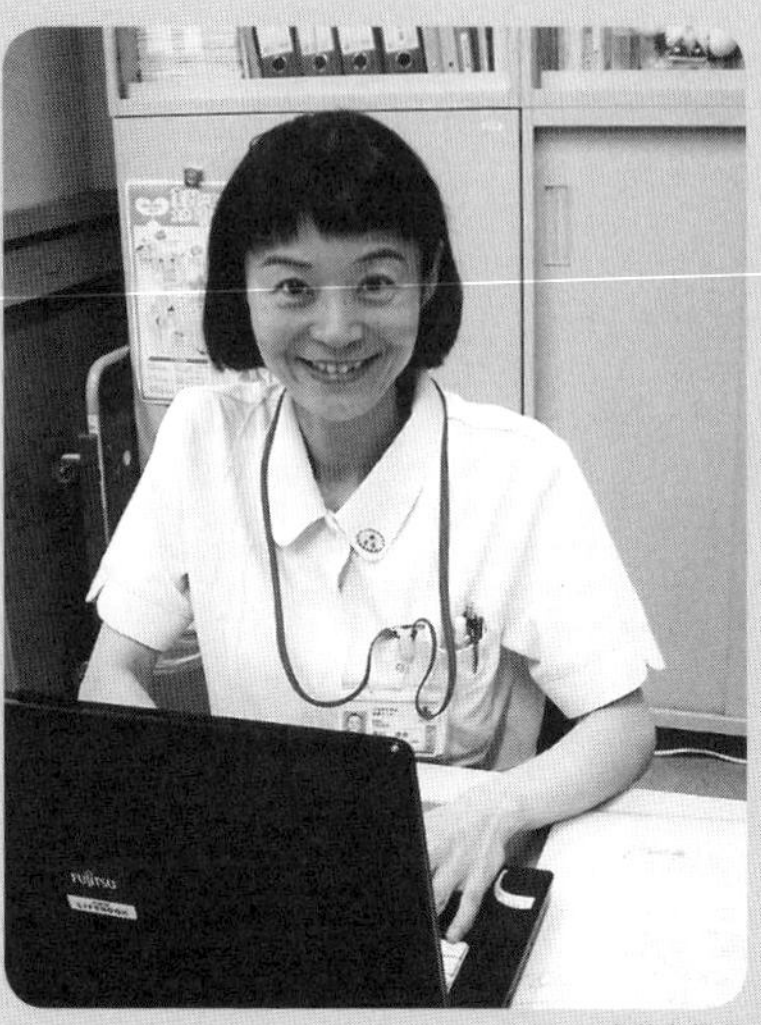

寄稿者提供

重松さんの歩んだ道のり

日本《にほん》赤十字《せきじゅうじ》看護《かんご》大学を卒業し、助産師国家試験を経て助産師資格を取得する。日本赤十字社医療センター血液内科・消化器内科に勤務。その後、産科（産前産後病《びょう》棟《とう》・分娩室《ぶんべんしつ》）勤務のかたわら、日本赤十字看護大学大学院修士課程を修了《しゅうりょう》。「出産は、お母さんと赤ちゃんにとって一生に1回のできごと。そこにはたくさんの思いがあふれています」。

専門性の高い病院で

看護師志望だった私が助産師を志望したきっかけは、看護大学の母性看護学実習でした。出産後の母親や新生児のケアを学ぶなかで、新しい家族の第一歩に寄《よ》り添《そ》える幸せを感じ、助産師として働きたいと思いました。

現在、私が働いている日本赤十字社医療センターは、妊娠《にんしん》出産での異常時にお母さんと赤ちゃんのどちらへも専門性の高い治療《ちりょう》とケアを提供できる病院です。総合周産期母子《そうごうしゅうさんきぼし》医療《いりょう》センターといわれます。

総合周産期母子医療センターとは

総合周産期母子医療センターには、お母さんに異常がある場合に入院するMFICU（母体胎児《たいじ》集中治療室《ちりょうしつ》）や、赤ちゃんが予定日よりも早く生まれた場合などに入院するNICU（新生児集中治療室《ちりょうしつ》）があります。周辺の病院では対応が難しいお母さんや赤ちゃんが運ばれてきますから、最後の砦《とりで》ともいえる病院です。さらに、脳出血や交通外傷（交通事故によるけが）など命にかかわる状態で、近くの病院が受け入れられない場合に必ず受け入れて治療《ちりょう》する、母体救命対応総合周産期母子医療《いりょう》センターでもあります。

このようにお話しすると、重症《じゅうしょう》な方ばかり入院していると思われるかもしれませんが、そうでもありません。日本赤十字社医療センターは、「赤ちゃんにやさしい病院」としてUNICEF（国際児童基金《こくさいじどうききん》）から認定され、「赤ちゃんを産む力」や「母乳で育てる力」をサポートし、年間3000件を超《こ》す出産がある病院でもあります。ですから、何ごとも

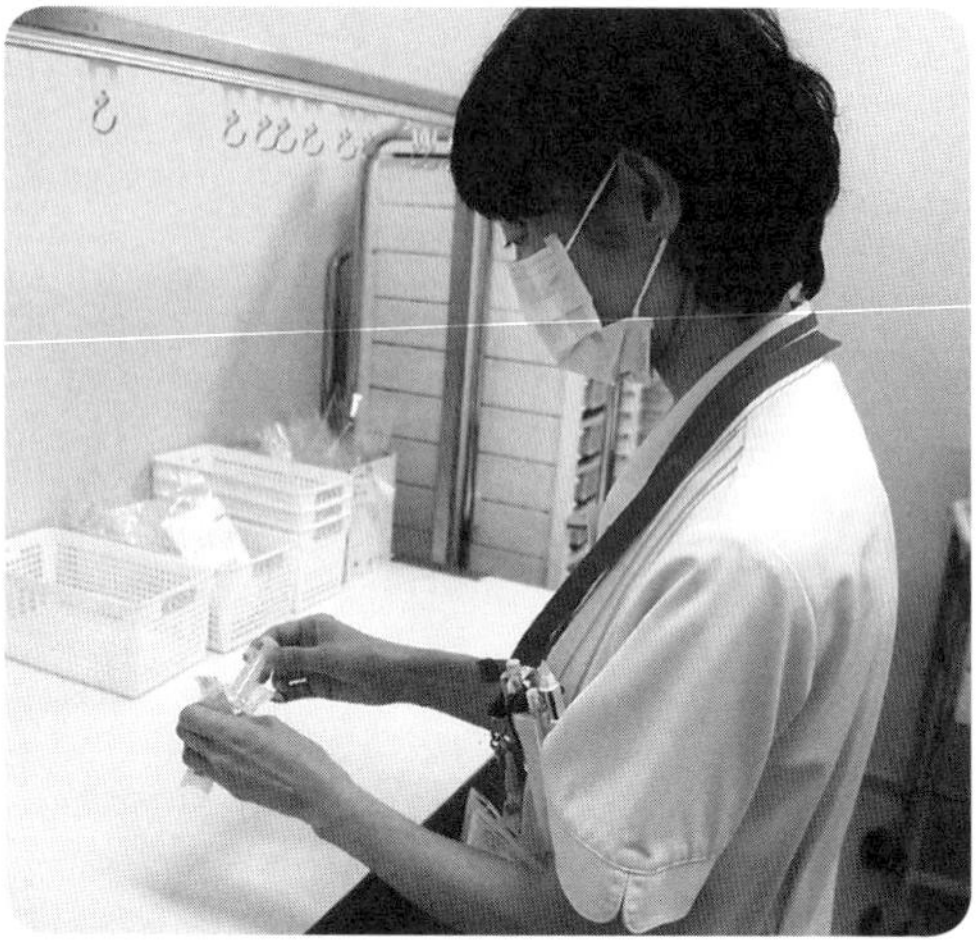

点滴のため注射器を準備します　編集部撮影

なく出産される方から妊娠《にんしん》出産期間に生死をさまよう方まで、さまざまなお母さんと赤ちゃんがいる病院なのです。

これらのさまざまな出産にきめ細かく対応するために、日本赤十字社医療センターには、ほかの病院とは比べものにならないほど大勢の助産師がいます。その多くが分娩室《ぶんべんしつ》、ＭＦＩＣＵ、産前産後病棟《びょうとう》、ＮＩＣＵ、ＧＣＵ（新生児回復期治療室《ちりょうしつ》）で働いています。これら大勢の助産師は、それぞれの部署でお母さんや赤ちゃんに「少しでもよい状態になってほしい」という熱い気持ちで毎日奮闘《ふんとう》しています。では、総合病院で働く助産師を理解していただけるように、病棟《びょうとう》で働く助産師の仕事やエピソードをご紹介《しょうかい》しましょう。

病棟で働く助産師の仕事

ここでは、出産する前のお母さんが入院する産前病棟《びょうとう》で働く助産師の日勤を例に紹介《しょうかい》します。妊婦《にんぷ》が入院する理由は切迫《せっぱく》早産（予定日より早く出産となる可能性がある状態）、妊娠《にんしん》高血圧症候群《しょうこうぐん》（妊娠《にんしん》で血圧が上がってしまう状態）、多胎《たたい》（双子《ふたご》や三つ子など）、前置胎盤《たいばん》（胎盤《たいばん》の位置が異常で大出血の可能性がある状態）などさまざまです。

日勤は、朝8時から仕事が始まります。夜勤からの引《ひ》き継《つ》ぎ後に、その日担当する妊婦《にんぷ》さん（7、8人）の病状や最近のようす、必要な検査やケア（シャンプーや足湯など）を確認します。確認できたら、妊婦《にんぷ》さん一人ひとりにあいさつしながら点滴《てんてき》が正しく体に入っているかを確認しつつ、胎児心拍《たいじしんぱく》モニタリングやケアの時間を相談します。胎児心拍《たいじしんぱく》モニタリングは、胎児《たいじ》の心拍《しんぱく》を記録する機器を妊婦《にんぷ》さんのおなかにつけ、胎児《たいじ》の元気度を確認する検査です。助産師は妊婦《にんぷ》さんのおなかを触診《しょくしん》し胎児《たいじ》の体の向きを確かめ、胎児《たいじ》の心臓の位置を推測して胎児心拍《たいじしんぱく》を聴取《ちょうしゅ》します。ここが助産師の腕《うで》の見せどころで、触診《しょくしん》の経験が浅い助産師は胎児心拍《たいじしんぱく》を探すのに時間がかかります。しかも、胎児《たいじ》はまだ小さく、おなかの中で動くので、ようやくモニタリングできても記録が途切《とぎ》れてしまいます。うまく記録できないと作業に時間がかかって、妊婦《にんぷ》さんに負担をかけるばかりか、助産師自身も仕事が進みません。産前病棟《びょうとう》に配属された新人助産師は、胎児心拍《たいじしんぱく》モニタリングをスムーズに進められたかどうかで、まず一喜一憂《いっきいちゆう》するのです。

妊婦《にんぷ》さんのおなかを触診《しょくしん》する時には会話しながらほかの症状《しょうじょう》や注意すべき徴候《ちょうこう》がないかを観察し、心身の健康状態を確認します。出産への不安や家族の心配などをかかえて入院している方々は、体が元気でも心も元気とは限りません。助産師は妊婦《にんぷ》さんの状態に合わせて、時にはアロマオイルを使った足湯につかりながらじっくり話を聞き、時にはNICU助産師と妊娠《にんしん》期《き》から知り合えるようにコーディネートしたりします。途中《とちゅう》、昼休憩《ひるきゅうけい》をとりますが、時間はあっという間に過ぎます。お母さんと赤ちゃんにとって一生に1回のできごとにかかわれる毎日は、とても新鮮《しんせん》で充《じゅう》実《じつ》しています。

10代後半の出産

ある日、都内の病院から妊娠《にんしん》32週（通常胎《たい》児《じ》は40週子宮で過ごします）の切迫《せっぱく》早産の妊《にん》婦《ぷ》さんの母体搬送《はんそう》（出産前後の母親を治療《ちりょう》可能な病院に運ぶこと）受け入れ依頼《いらい》がありました。先方の病院の情報では、本来閉じている子宮口（赤ちゃんが産まれてくる時の子宮の出口）が4センチ開いており、陣痛《じんつう》を抑《おさ》える薬を点滴《てんてき》しているということでした。32週の赤ちゃんの頭の直径は8～9センチですから、すぐに出産となる可能性もある状態でした。私はNICUに情報を伝え、診察《しんさつ》に必要な物や点滴《てんてき》などを準備しました。

1時間ほどして、先方の病院の産科医師につきそわれた久保《くぼ》さん（仮名）が救急隊のストレッチャーで到着《とうちゃく》しました。久保さんは、10代後半の女子学生でした。学校でおなかが痛くなり保健室に行ったところ病院へ行くよう勧められて、近くの総合病院を受診《じゅしん》しました。その病院で妊娠《にんしん》がわかり、同時に切迫《せっぱく》早産と診断《しんだん》され、NICUのある病院に搬送《はんそう》されたのでした。

久保さんはもともと生理不順で生理がないのは気に留めず、最近太ったと思う程度で自分が妊娠《にんしん》しているとは思いもよらなかったそうです。確かに赤ちゃんは胎児《たいじ》発育不全（赤ちゃんが通常よりも小さい状態のこと）で32週にしては小さく、久保さんのおなかはさほど大きくありませんでした。

久保さんは産科医師や助産師が話しかけて

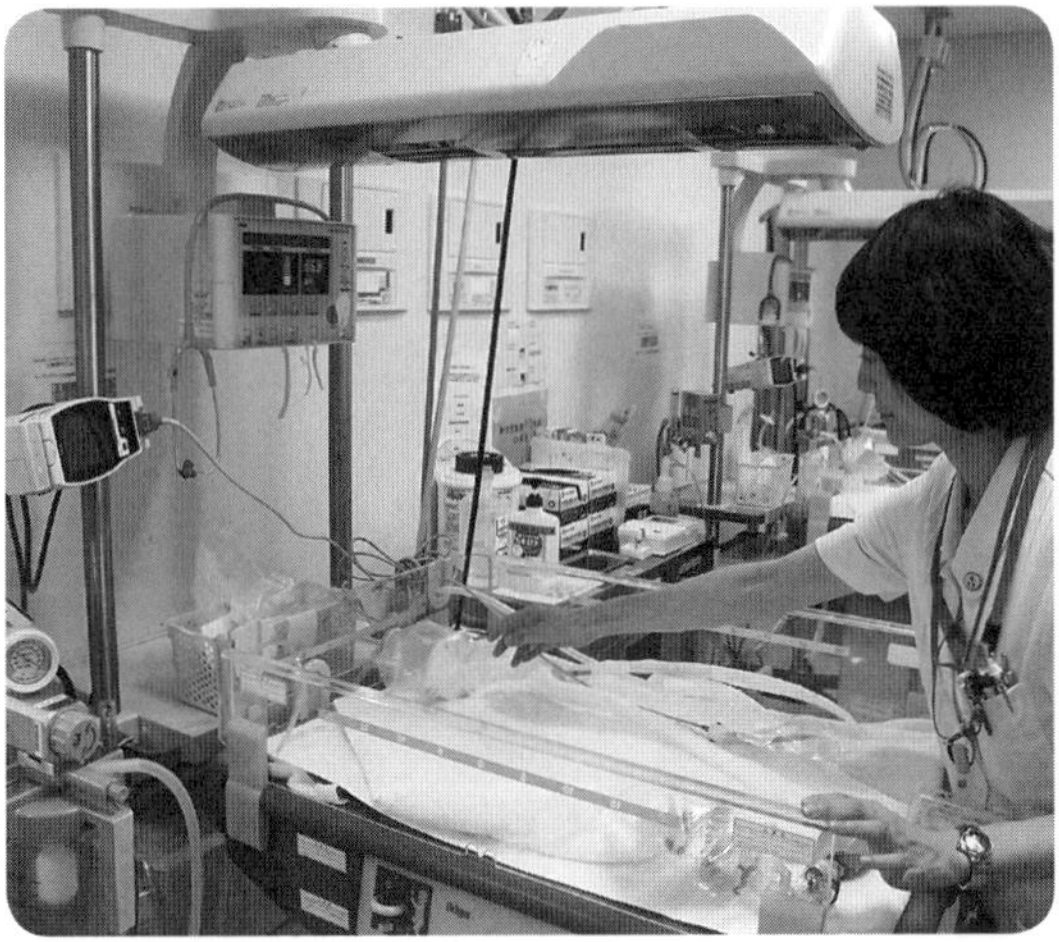

体温調節が苦手な赤ちゃんのために保育器を準備します　編集部撮影

もほとんど口をききませんでした。さまざまなできごとがあまりに突然《とつぜん》に発生して、何が起こっているか理解しにくかったのかもしれません。赤ちゃんがいると言われ、しかも生まれそうだからと点滴《てんてき》され、救急車に乗せられて遠くの病院に運ばれ、知らない人ばかりの中で心細かったに違《ちが》いありませんし、もしかしたらご両親になんと言われるかと不安を感じていたかもしれません。

診察《しんさつ》が終わり、産科医師は部屋《へや》から出ていきました。私は「ご家族がみえるまで、いっしょにいるね」と声をかけ、久保さんの背中側に座り、背中をさすっていました。しばらくすると久保さんは小さい声で「赤ちゃん、生まれちゃうの?」と聞きました。私が「心配?」と聞くと、うなずきました。「心配だね。赤ちゃんが早く生まれるかは誰《だれ》にもわからないの。1日1日乗り切って1週間、また1日1日乗り切って2週間と少しでも長くおなかにいられるように、みんなでがんばれるといいね」と私が言うと、久保さんはまたうなずきました。両親が到着《とうちゃく》し、久保さんと両親に産科医師から状況《じょうきょう》説明がありました。その後しばらく久保さんと両親だけで過ごした後、両親は「まずは相手方と話をしてきます」と帰りました。

部屋《へや》に入ると「赤ちゃん、かわいそう」と久保さんがつぶやきました。

「だって、みんなが困っている。理由を聞くと、びっくりしたけど、私は赤ちゃんをかわいいと思う。私のせいで早く生まれちゃうのもかわいそう」とはっきり言いました。私が「久保さんのせいじゃないの。赤ちゃんのせいでもない。誰《だれ》のせいでもないの。早産の原因はまだはっきりしていないから」と言うと、久保さんは私を見ました。「赤ちゃん、幸せだね。お母さんにかわいいって言ってもらえて」とさらに続けると、久保さんは「そうかな」と少し照れて目をそらしました。その後、私は夜勤に引《ひ》き継《つ》いで帰宅しました。

笑顔《えがお》の誕生日《たんじょうび》

翌朝、私が病院に行くと、久保さんは夜中に出産されていました。陣痛《じんつう》がきて、ほんの数時間で生まれたそうです。久保さんは産後病棟《びょうとう》に移動し、赤ちゃんはNICUに入院していました。私は久保さんに会いに行く前に赤ちゃんのようすをみようとNICUに行きました。すると、NICUで久保さんが保育器におでこをつけるようにして赤ちゃんを見ていました。声をかけるとふり返り、「生まれちゃった」と笑顔《えがお》で言いました。

「会っていい?」

「いいよ」

赤ちゃんは32週で生まれたにしては小さいものの、しっかりしていました。

「かわいいね」

「うん。まだうまく呼吸ができないから人工呼吸器でサポートしているって担当の助産師さんが教えてくれた」

「赤ちゃんの誕生日《たんじょうび》だね。おめでとう」

久保さんは「そっか、誕生日《たんじょうび》だね」と赤ちゃんを見ながら言いました。

久保さんと赤ちゃんの父親双方《そうほう》の両親で話し合い、赤ちゃんは久保さん家族が育てることになったそうです。私は直接会えませんでしたが、赤ちゃんの父親も久保さんといっしょに赤ちゃんに会いに来たそうです。赤ちゃんは順調に成長し、6週間後に無事退院しました。久保さんは退院日に赤ちゃんを連れて会いに来てくれ、「おめでとうって言ってくれてうれしかった。赤ちゃんをかわいいと思ってもいいんだなと思えた」と話してくれました。

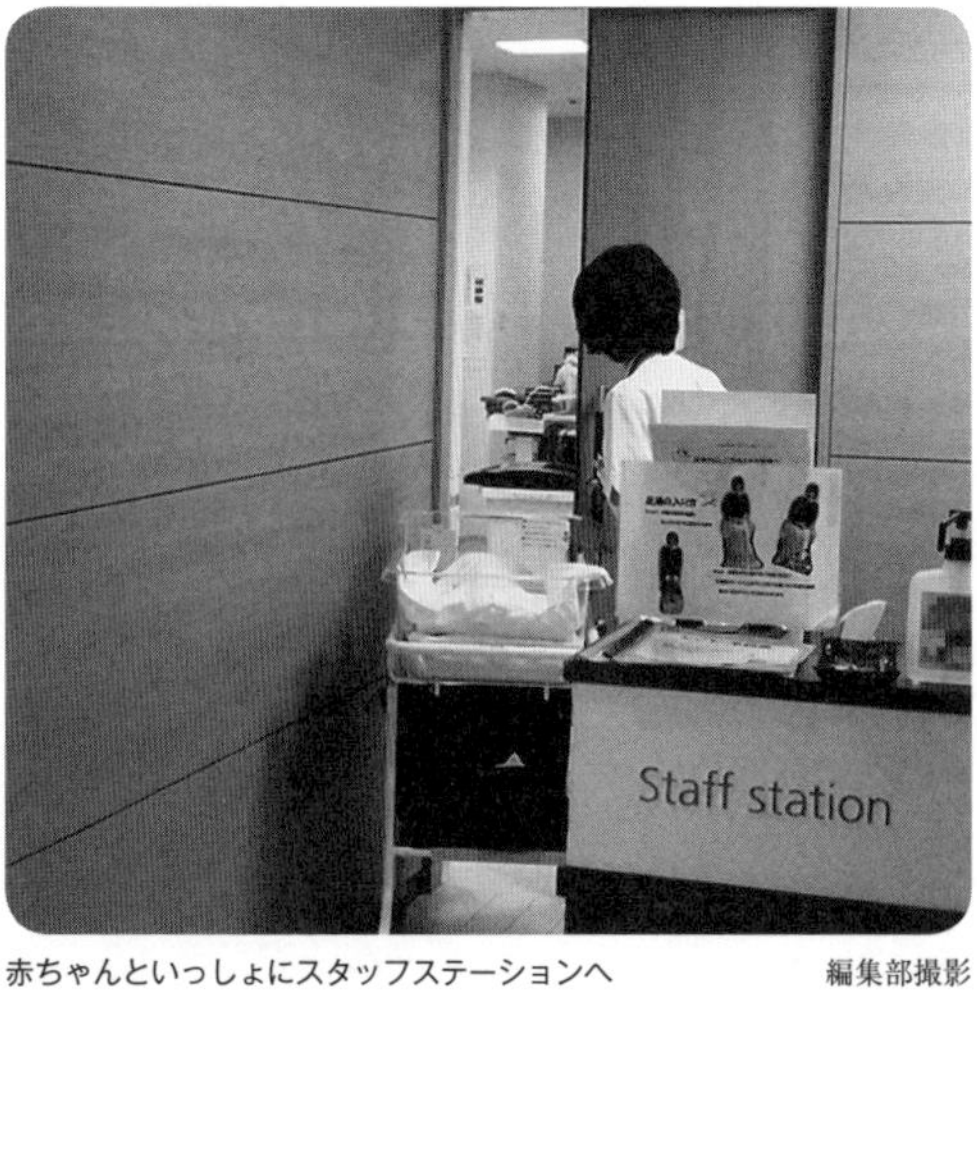

赤ちゃんといっしょにスタッフステーションへ　編集部撮影

した。

いっしょにいられる時間が幸せ

赤ちゃんの誕生《たんじょう》はいつも喜びであふれているわけではありません。悲しい誕生《たんじょう》も実はたくさんあります。

小林《こばやし》さん（仮名）は40代半ばではじめてのお子さんを妊娠《にんしん》していました。結婚は30代後半でしたが、赤ちゃんを授からず、40歳《さい》から不妊治療《ふにんちりょう》をしてようやくご懐妊《かいにん》され、夫婦でお子さんの誕生《たんじょう》をとても楽しみにしていました。しかし、妊娠18週の健診《けんしん》の時、思いがけない言葉を医師から聞くことになりました。「赤ちゃんの心臓が動いていない」と言われたのです。小林さんは一瞬《いっしゅん》何を言われたのかわからなかったそうです。

その後、頭がぼんやりとしてよくわからないまま、翌日入院する手続きをして家に帰りました。家に帰った後も何もできなかったそうです。ご主人が帰宅されて「赤ちゃんが……」と話したら、あとは涙《なみだ》で声が出ず、ご主人の問いかけに、とぎれとぎれに病院で医師から聞いた話を伝えました。ご主人は「そうか……」と言っただけで、泣いている小林さんの背中をずっとさすっていたそうです。

翌日、小林さんはご主人につきそわれて入院しました。医師から小林さんとご主人に現在の状況《じょうきょう》、これからの流れ、退院の目安など、前の日に説明された内容がもう一度説明されました。早い週数で赤ちゃんがおなかの中で亡くなってしまった場合、薬で陣痛《じんつう》を起こし、亡くなった赤ちゃんを産みます。会えることを楽しみに待っている陣痛《じんつう》と違《ちが》い、亡くなってしまった赤ちゃんを迎《むか》えるための陣痛《じんつう》は悲痛以外の何ものでもありません。

薬の作用で定期的に陣痛《じんつう》があり、小林さんは産前病棟《びょうとう》から分娩室《ぶんべんしつ》に移りました。痛みが少しでも緩和《かんわ》されるようにライトの明るさや室温や音などの環境《かんきょう》を整えた分娩室《ぶんべんしつ》で、私は小林さんにはじめて会いました。私より身長が高くて、少し前かがみに歩く小林さんの腰《こし》に手を添《そ》え、顔を覗《のぞ》くように「小林さん、担当の助産師、重松です、よろしくお願いします」と声をかけました。小林さんは私の顔を見て少し笑顔《えがお》で、息を吐《は》くようにしがなら「よろしくお願いします」と言いました。「よろしくお願いします」と言うご主人に私も「よろしくお願いします」と答えました。

それからしばらくは、陣痛《じんつう》が強まり、赤ちゃんが降りてくるのを静かに待ちました。小林さんもご主人もあまり話さず、ときどきくる陣痛《じんつう》の痛みを逃《にが》しながら過ごします。ご主人は足をさすり、私は腰をマッサージし、時が来るのを待ちました。徐々《じょじょ》に痛みが増し、小林さんは分娩台《ぶんべんだい》の柵《さく》をぎゅっと握《にぎ》りしめて痛みを逃《にが》すようになっていました。医師やほ

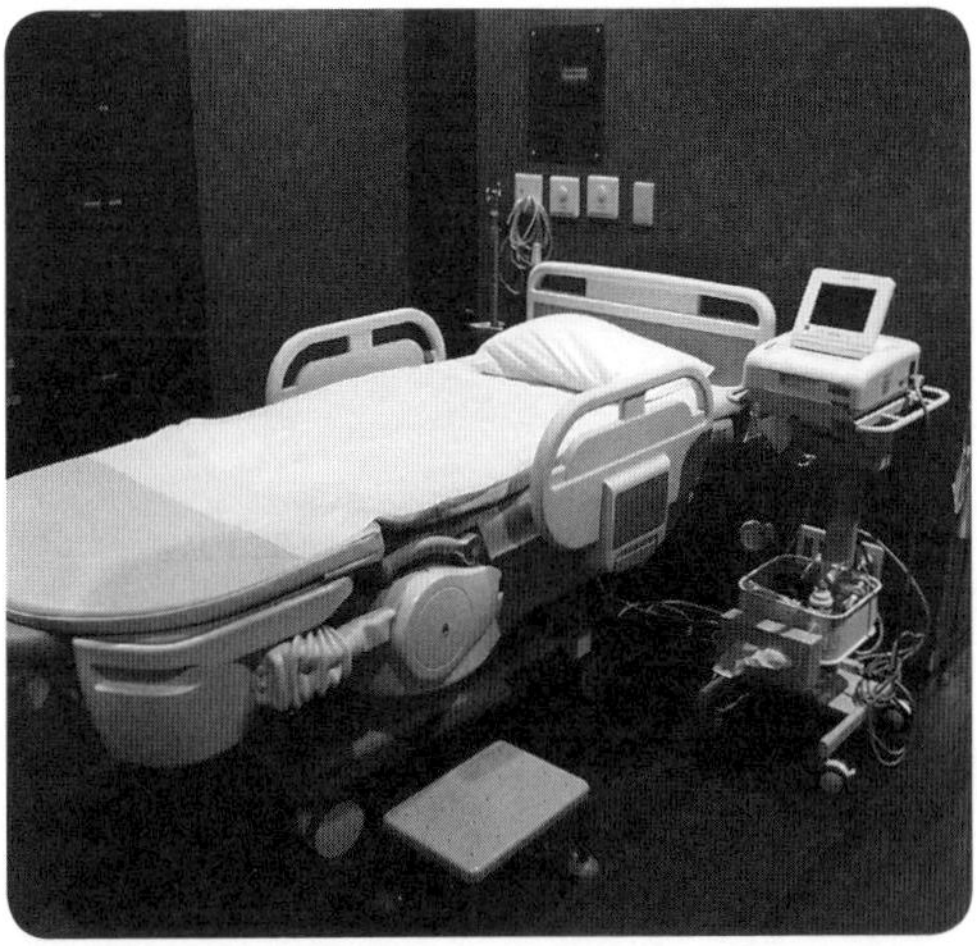

分娩では産科医師と助産師が産婦さんを支えます　編集部撮影

かの助産師に、もうすぐ産まれることを伝え、私はその時を待ちました。赤ちゃんは水風船の中に入ったような状態で産まれてきました。みなさんもご存じのように、赤ちゃんはお母さんのおなかの中で風船のような膜《まく》に包まれた羊水という温かい液体の中に浮《う》かんでいる状態で過ごします。小林さんの赤ちゃんは、袋《ふくろ》に包まれたまま生まれてきました。

私は赤ちゃんをそっと受け止め、小林さんに「生まれましたよ」と声をかけました。小林さんは「はい」と短く答えました。同時に小林さんの目から涙《なみだ》がこぼれました。ご主人は分娩台《ぶんべんだい》の柵《さく》を握《にぎ》る小林さんの手に自分の手を添《そ》え、小林さんのほうだけを見ていましたが、私が声をかけた時、そっと小林さんの頭をなでました。

私が赤ちゃんを包む膜《まく》を開くと、赤ちゃんは身長20センチを少し超《こ》えるくらいで、鼻筋がとおり、指がすらっときれいでした。私は「鼻筋がとおってきれいなお顔。さあ、お布団にねんねしようね」と赤ちゃんを小さな布団に寝《ね》かせ、小林さんとご主人が赤ちゃんと会える準備をしました。私が「赤ちゃんをおそばにお連れしてもいいですか」と声をかけると、小林さんはご主人と目を合わせた後に「はい」とうなずきました。

布団にくるまれた赤ちゃんを寝《ね》ている小林さんの枕元《まくらもと》に連れていくと、小林さんは「ごめんね……」と赤ちゃんの頭にそっとふれました。ご主人も指先でそっと赤ちゃんの頭をなでました。「指がすらっと長いです」と赤ちゃんにかけた布団を外すと、「本当だ」「あなたに似たのかな」と小林さんとご主人の顔には笑みがもれました。私が「背の高いお二人に似て手足も長いですね」と言うと、「そうですか」と笑顔《えがお》で顔を見合わせました。

私は「抱《だ》っこしましょう」と小林さんが座れるように準備し、胸の近くに抱《だ》っこできるようにしました。

その後、小林さんは病棟《びょうとう》に移り、翌日退院しました。

私が小林さんにつぎに会ったのは婦人科での産後健診《けんしん》でした。小林さんは「亡くなった

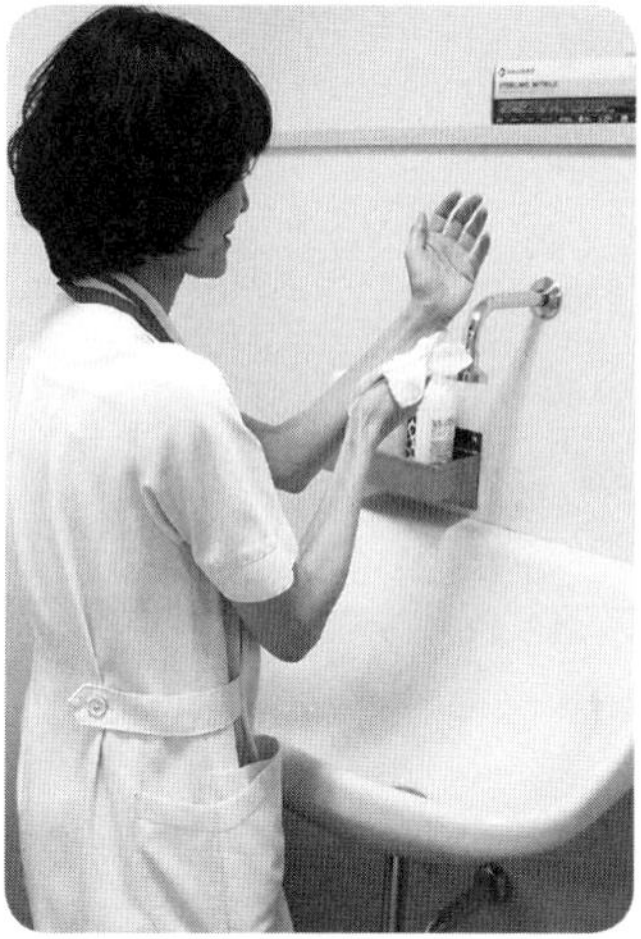

手洗いをして病室へ　編集部撮影

赤ちゃんに会うのが怖《こわ》かったけど、重松さんが赤ちゃんをほめてくれて会いたい気持ちになれました。退院した後も赤ちゃんと写真を撮《と》るとか、できるだけのことをしました。赤ちゃんが亡くなってしまったことはまだつらいですけど、いっしょにいられた時間が幸せだったと思えています。重松さんに短い時間だからこそ、たくさん思い出づくりするようにと言ってもらえてよかったです」と話してくれました。

この二つのエピソードは、出産された家族それぞれにあるたくさんのエピソードのなかのごく一部です。命の誕生《たんじょう》の現場は、家族の想いや助産師をはじめ産科医師、薬剤師《やくざいし》、臨《りん》床《しょう》心理士など多くのスタッフの想いであふれています。いつの日か、みなさんと現場でお会いできる日を楽しみにしています。

2章

助産師の世界

女性と子ども、家族に寄り添いながら妊産婦を支える専門職

世界における助産師とは

「助産師」とは文字通りにいうと、お産を助ける人を指します。かつては「産婆《さんば》」とも言われ、「お産婆《さんば》さん」という名前で知られていました。日本の法律では女性のみの職業となっています。国際的には、男性の助産師もいる国もあります。

助産師は、人類の歴史とともにあるたいへん古い職業で主に女性が担ってきました。なぜでしょうか？　私たち人類は二足歩行という進化により、大きな脳と上半身を支えるために骨盤《こつばん》が変形し、腰痛《ようつう》と生理的難産の道を歩むようになりました。それゆえに、しだいに未熟な状態で生まれる生理的早産となり、育児に手がかかり、助産と産後や育児のケアが発達しました。はじめは、親しい者同士での相互扶助行為《そうごふじょこうい》であったものが、各地域での

伝統的産婆《さんば》へとつながり、やがて助産師、産科医師という順に専門家として発展していきます。

文化人類学者のなかには、私たち人類、すなわちホモ・サピエンスが繁栄《はんえい》できているのは、おばあさんの存在がある、と言う人もいます。子育ての終わった女性が、娘《むすめ》や近親者のお産や子育てを手伝《てつだ》うことにより、子どもの死亡率が減り、健やかに子どもが育つようになり、人口が増えることになったというのです。助産師を表す他国の言葉とその意味を見てみると、その一端《いったん》がわかります。英語では、“midwife”と呼ばれ、その意味は「ともにいる女」、フランス語では“sage-femme”と呼ばれ、その意味は「賢《かしこ》い女」「内部をよく知る女」となります。産科学は英語では“obstetrics”と言いますが、これはラテン語の助産師という意味の“obstetrix”が語源となっています。こうした役割が社会のなかで「助産師」という職業に発展していきました。

助産師の国際的な団体として、国際助産師連盟《こくさいじょさんしれんめい》（International Confederation of Mid-wives：ＩＣＭ）があります。この団体は１９１９年に結成され、世界の女性団体のなかでもっとも古いもののひとつです。世界約１００カ国が加盟し、助産師のみならず、ほかの国際組織とも連携《れんけい》して、助産師の仕事の内容や方針を協議し、さまざまな活動を行っています。ＩＣＭは、助産師をつぎのように定義しています。

「その国において正規に認可され、『ＩＣＭ基本的助産業務に必須な能力』および『ＩＣＭ助産教育の世界基準』の枠組《わくぐ》みに基づいた助産師教育課程を履修《りしゅう》し、合法的に助産業務を行い『助産師』の職名を使用する免許《めんきょ》を取得するために登録され、かつ、あるいは法律に基づく免許《めんきょ》を得るために必要な資格を取得した者で、かつ助産実践《じっせん》の能力（コンピテンシー）を示す者」となっています。

　具体的に何をする職業かという業務の範囲《はんい》を、ＩＣＭはつぎのように定義しています。

「助産師は、女性の妊娠《にんしん》、出産、産褥《さんじょく》*の各期を通じて、サポート、ケアおよび助言を行い、助産師の責任において出産を円滑《えんかつ》に進め、新生児*および乳児のケアを提供するために、女性とパートナーシップを持って活動する。これには、予防的対応、正常出産をより生理的な状態として推進《すいしん》すること、促《うなが》すこと、母子の合併症《がっぺいしょう》の発見、医療《いりょう》あるいはその他の適切な支援《しえん》を利用することと救急処置の実施《じっし》が含《ふく》まれる。

　助産師は、女性のためだけではなく、家族および地域に対しても健康に関する相談と教育に重要な役割を持っている。この業務は、産前教育、親になる準備を含《ふく》み、さらに、女性の健康、性と生殖《せいしょく》に関する健康、育児におよぶ。

　助産師は、家庭、地域（助産所を含《ふく》む）、病院、診療所《しんりょうじょ》、ヘルスユニット*とさまざまな場で実践《じっせん》することができる。」（２０１１年６月15日ＩＣＭ評議会により改訂《かいてい》および採択《さいたく》）

＊**産褥**　出産後６～８週の期間のこと。
＊**新生児**　WHO の定義では、生まれてから28日未満の乳児のこと。

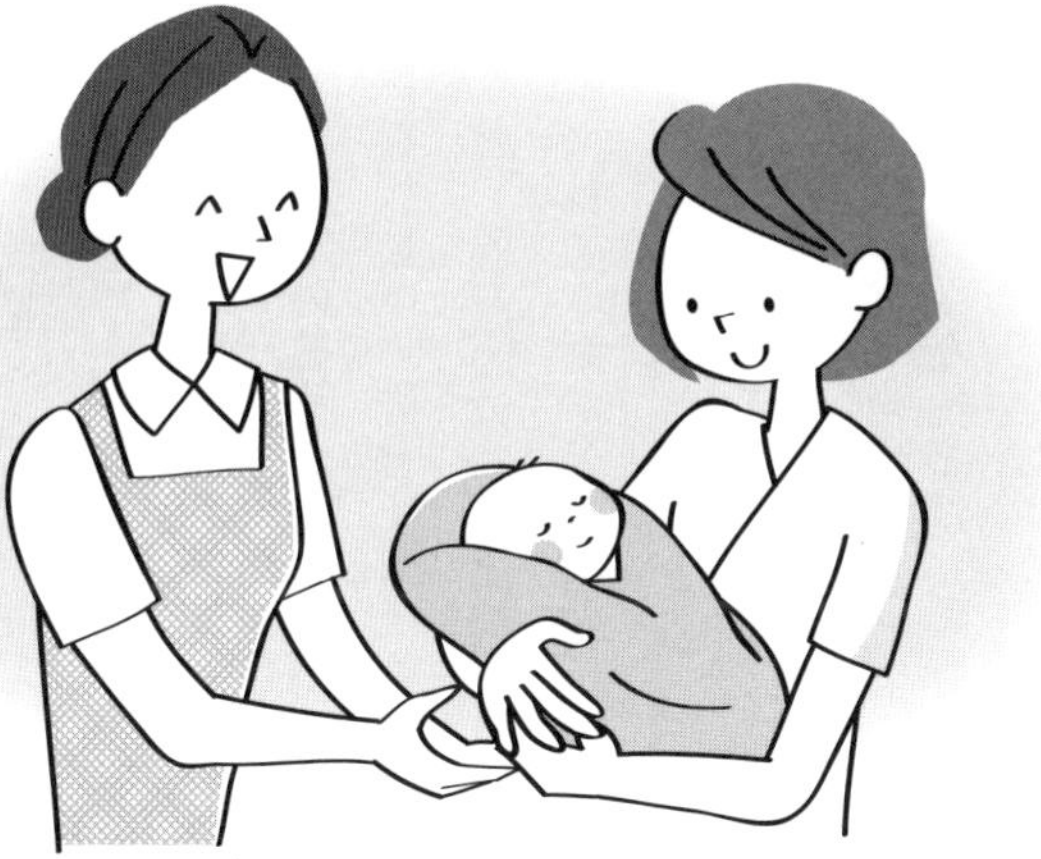

このように、助産師は女性と子ども、家族に寄《よ》り添《そ》う心、技・知によって、妊産婦《にんさんぷ》を支える世界中で評価の高い職業となっています。世界保健機関《せかいほけんきかん》は、一人の女性には一人の助産師が必要であること、助産師が制度化され活躍《かつやく》している国や地域では、母と子の死亡率が低く、母子の健康や幸せが促進《そくしん》されることを広報しています。

日本における「助産師」の責務

では、日本における助産師はどうでしょうか。日本の助産師は、ICMの定義にあるように法律に基づき教育機関と内容、業務範囲《はんい》が免許《めんきょ》によって定められ、助産師関連の職能団体や学術団体から助産実《じっ》践《せん》の能力や倫理《りんり》規定をもつ専門職となっています。

日本における助産師は、保健師助産師看護師法第3条により、「厚生労働大臣の免許《めんきょ》を受けて、助産

＊ヘルスユニット　開発途上国等における組織化された保健医療提供システムのなかで、住民が最初に診断と治療処置を受ける施設のこと。ヘルスポストとも呼ばれる（公益社団法人日本看護協会・公益社団法人日本助産師会・一般社団法人日本助産学会訳による）。

又《また》は妊婦《にんぷ》、じょく婦＊若《も》しくは新生児の保健指導を行うことを業とする者をいう」と定められています。第37条には、医師の指示があった場合以外の、看護職の医療行為《いりょうこうい》が禁止されていいますが、助産師については、「臨時応急の手当をし、又《また》は助産師がへその緒《お》を切り、浣腸《かんちょう》を施《ほどこ》しその他助産師の業務に当然に付随《ふずい》する行為《こうい》をする場合は、この限りではない。」としています。また、同法第30条では、「助産師でない者は、第3条に規定する業をしてはならない」となっています。助産師免許《めんきょ》は国家資格であり、特定の資格を有する者のみが特定の業務ができる業務独占《どくせん》資格および特定の資格を有する者以外が、その呼称やまぎらわしい呼称を使用することを禁止している名称独占《どくせん》資格でもあります。

また、助産師は助産業務を行うために開業できることになっています。医療法《いりょうほう》には、助産所は助産師が公衆または特定多数のために助産師固有の業務を行う場であること（第2条）、助産所を開設した時は開設後10日以内に所在地の都道府県知事に届け出なければならないこと（第8条）、助産所の管理者は助産師でなければならないこと（第11条）と決められています。

助産師の主な仕事は、妊婦《にんぷ》に妊娠中《にんしんちゅう》から定期健康診断《しんだん》を行い、助産師としての診断《しんだん》を行い、心身のケアおよび必要な保健指導を行います。また、出産準備クラスなどで妊産婦《にんさんぷ》やその家族への教育活動も行います。出産のさいは、妊婦《にんぷ》の状態が正常な場合は助産師とし

＊じょく婦　褥婦。出産後6～8週にある女性。

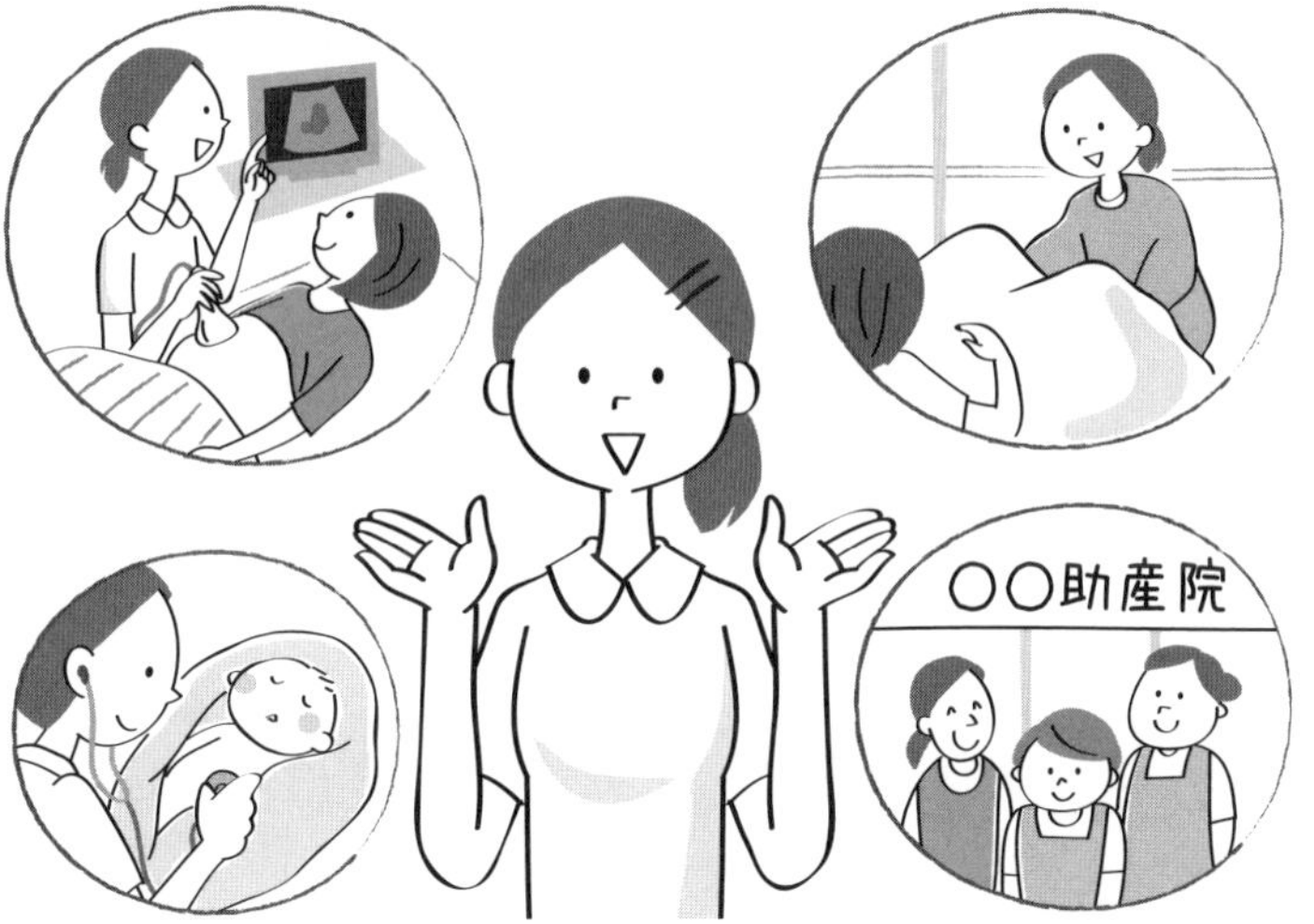

て助産行為《こうい》を行い、異常があるさいは医師との協働または補助を行います。産後は褥婦《じょくふ》と新生児のケアを行います。こうした活動は、有床《ゆうしょう》または無床《むしょう》の助産所を開設し、地域で助産師として開業することで行うことができます。また、助産のみならず、育児相談や乳房《ちぶさ》ケア、出張開業という形態で地域の事情やニーズにより自在に活動する助産師もいます。助産師の多くは病院や診療所《しんりょうじょ》で働いていますが、最近は院内助産所や産後ケアという働く場もあります。少数ながら母子保健センターや行政関連の仕事をする助産師もいます。

助産師の歴史

日本の助産師の歴史を見てみましょう。日本の医学や制度は、中国《ちゅうごく》の影響《えいきょう》を強く受けています。助産も例外ではなく、古くは奈良《なら》時代の医療《いりょう》制度に女医という名称があり、女医によって出産の介助《かいじょ》が行われたことが記されています。この女医は現在の女性医師というよりもかなり助産師に近いものと考えられています。江戸《えど》時代になると、主に経験を積み重ねながら「産婆《さんば》」「収婆《しゅうば》」と呼ばれるお産の介助《かいじょ》を生業《なりわい》とする女性たちが登場します。明治《めいじ》時代に入り、明治政府はそれまでの漢方医から西洋型の近代的医療《いりょう》制度に切《き》り替《か》え、1874（明治7）年に「医制」が発布されます。そのなかで、産婆《さんば》の資格と職分の規定がなされ、西洋医学を取り入れた「産婆《さんば》」の養成が1877（明治9）年に始まりました。1899（明治《めいじ》32）年には、産婆《さんば》規則と産婆《さんば》試験規則、産婆名簿《さんばめいぼ》登録規則が公布され、産婆《さんば》の資格や試験、産婆名簿《さんばめいぼ》の登録、業務範囲《はんい》などが規定され、はじめて全国レベルでの産婆《さんば》の資質水準の統一が図られました。このなかで、正常なお産は産婆《さんば》が行い、逆子《さかご》をはじめ異常なお産の場合は医師の指示を受けることになりました。

法的基盤《きばん》である規則の制定について、現在、看護職といわれている看護師に相当する看護婦規則は1915（大正4）年、保健師に相当する保健婦規則は1941（昭和16）年制定です。産婆《さんば》が先をいっていたことがわかるでしょう。背景には、明治時代の国策として産婆《さんば》養成が必要であったこと、江戸時代からの職業の実績があったことがあります。また、「看護婦」という職業が明治になってはじめて西洋から紹介《しょうかい》された時代であったこともあります。当時、女性が家族以外の病院を仕事として世話をするということは日本にはありませんでした。

1942（昭和17）年の国民医療《いりょう》法制定のさいに、それまでの「産婆《さんば》」が「助産婦」という呼称に変わりました。第二次世界大戦後、日本は数年間アメリカのGHQ（連合国軍最高司令官総司令部）の占領《せんりょう》政策下にありました。そのさい、GHQにより医療《いりょう》制度改革が行われ、そのなかのひとつに看護制度改革が含まれ、1948（昭和23）年、保健婦助産婦看護婦法が制定されました。それまで別々の職種であった助産婦、保健婦、看護婦をひとつの法律にまとめ、助産婦と保健婦は看護婦の資格をもつことになりました。当時のアメリカでは助産婦職が確立しておらず、指導者は助産婦を教育のない伝統的産婆《さんば》としてとらえ、施設《しせつ》でのお産が2・4％しかないことを憂《うれ》いていました。日本全国に7万人もいた当時の助産婦のリーダーたちが説明や説得をくり返し、日本の助産婦の力量を認めさせることに成功し、助産婦資格として存続ができ今日に至《いた》っています。2001（平成13）年に保健師助産師看護師法となり、現在の「助産師」となりました。2011（平成23）年には「保健師助産師看護師学校指定規則」の一部改正により、基礎《きそ》教育の修業年限が「6カ月以上」から「1年以上」に延長されています。

（加納尚美）

出産の流れごとに助産師の役割を見てみよう

実際のお産と助産師の仕事の流れ

助産師の仕事の中心は、なんといってもその名称の文字通り、「お産を助ける」ことです。正常なお産に関しての助産行為《こうい》は、助産師にとって、もっとも大きな仕事ですが、異常のさいにも医師と協働して妊産婦《にんさんぷ》を支えます。

助産師の仕事は、妊産婦《にんさんぷ》にとってより良いお産となり、お産後の順調な回復と育児が開始できるように、さまざまな工夫が積み重ねられてきました。そして現在では、妊娠中《にんしんちゅう》の体づくり、妊娠《にんしん》前の体づくり、思春期の性教育、更年期《こうねんき》の健康相談、孫の育児といったように、女性や子ども、家族の生涯《しょうがい》を通じたケアの担い手となっています。

では、人の生涯《しょうがい》の時期ごとに、助産師の仕事の内容を見てみましょう。

妊娠前《にんしん》

多くの人は大人になると結婚《けっこん》し、子どもが生まれ、家庭を築きます。しかし、その順序が逆になることもありますし、思うように子どもが授からないこともあります。また、健康上の理由で、妊娠《にんしん》できないこともありますし、子どもを欲しないカップルもいますし、愛し合った男女が結婚《けっこん》しないこともあります。世界保健機関（WHO）では、こうした性と生殖《せいしょく》にかかわる健康とその各人が意思決定する権利を「リプロダクティブ・ヘルス・ライツ」と名付けています。名称が長いので「リプロ」と略して使われています。助産師は、各人の「リプロ」をサポートします。

具体的にはどういうことがあるのでしょうか？　大きく分けると性教育と健康相談となります。

性教育は、小さな子どもから小学生、中学生、高校生を対象に行われます。助産師が学校に出向いて授業時間のなかで行われる「生命の教育」などは、人気があります。健康相談は、最近では出産施設《しせつ》以外の行政などでの女性相談では、対面あるいは電話で行われることも多くあります。体の相談に対応したり、望まない妊娠《にんしん》を予防する避妊《ひにん》や、不妊治《ふにんち》療《りょう》の情報提供、時には、夫婦関係についての相談やドメスティック・バイオレンスへの対応をすることもあります。

妊娠《にんしん》

・定期健診《けんしん》で妊婦《にんぷ》と胎児《たいじ》の健康状態をチェック

お産を助けることは、妊娠中《にんしんちゅう》から始まります。妊娠中《にんしんちゅう》の定期健康診断《しんだん》では、助産師は妊娠《にんしん》の判断、血圧測定や腹囲の大きさ、子宮の大きさ、胎児《たいじ》の心臓の音を聴《き》くことにより、妊婦《にんぷ》と胎児《たいじ》の健康状態のチェックを行います。そのさいに、嘱託医《しょくたくい》療《りょう》機関と連携《れんけい》したうえで、超音波《ちょうおんぱ》診断《しんだん》やドップラー検査を用いる場合もあります。

そのほか、妊娠《にんしん》週数と妊婦《にんぷ》の個別性に合わせた健康相談や健康教育を行います。それらを通じて、順調な妊娠《にんしん》経過をたどれるように、異常な状況《じょうきょう》を予防し、出産に向けた体づくりを妊婦《にんぷ》といっしょに準備することで、生活全体を妊婦《にんぷ》自身が整えら

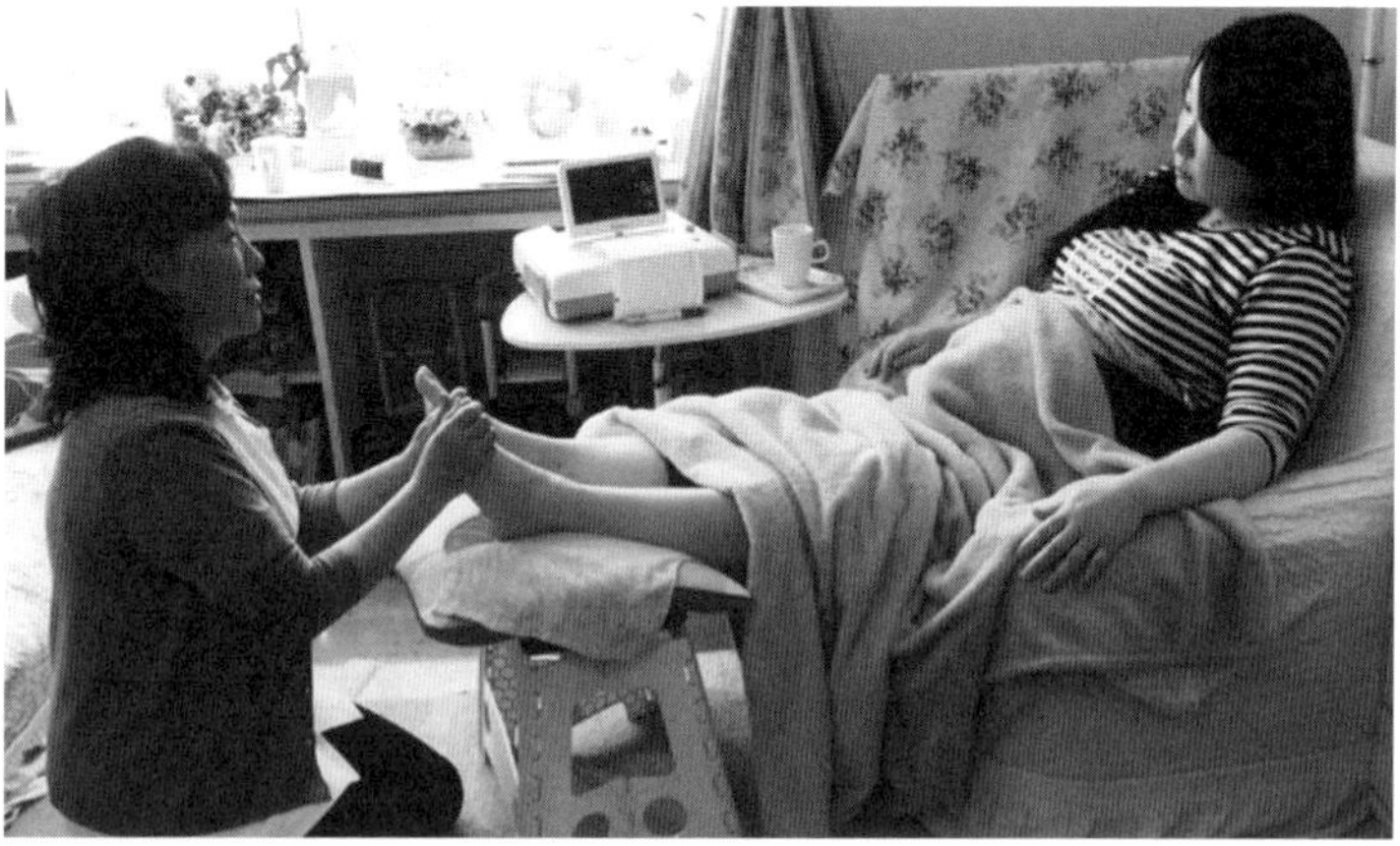

助産院での妊娠相談。妊婦と胎児のようすをチェック　高室典子さん提供

れるように支えます。

妊婦健診《にんぷけんしん》については、施設《しせつ》によって、助産師と医師との役割分担を調整していますが、法律で14回の妊婦健診《にんぷけんしん》が定められ、自治体から補助金が出ています。つまり、妊娠《にんしん》・出産は、政策としても社会に支えられることになっているのです。

母と胎児《たいじ》の成長は連動します。別個の生命体でありながら、胎児《たいじ》は母体から守られ、栄養を供給され、胎盤《たいばん》を通じてガス交換《こうかん》をしながら成長します。はじめは胎嚢《たいのう》と呼ばれ、胎《たい》盤《ばん》を子宮の壁《かべ》に作りながら、子宮の中で育ち、できる限り大きくなります。これは、長い進化の歴史のなかで哺乳類《ほにゅうるい》が獲得《かくとく》した生存戦略です。人間の妊娠期《にんしんき》の長さは、約10カ月です。胎児《たいじ》は生まれる前にすべての機能、力を身につけ、誕生《たんじょう》に備えます。胎児《たいじ》にとって、母親の体は生きて成長していく環境《かんきょう》そのものでもあるので、当然ながら母親と胎児双方《たいじそうほう》にとって、母親の健康状態を良好に保つことがとても大切になります。

・家族との関係や生活の調整などにかかわる

妊娠中《にんしんちゅう》、母親は体のみならず心も変化していきます。妊娠《にんしん》初期はホルモンの影響《えいきょう》で「つわり」といって嘔気《はきけ》や嘔吐《おうと》があることもあります。妊娠《にんしん》後半には胎児《たいじ》の成長にともない非《ひ》妊《にん》時より体重が10キロほど多くなり、胎児《たいじ》と付属物（胎盤《たいばん》と臍帯《さいたい》、羊水）、それらを支える脂肪《しぼう》や筋肉を備え、活動します。10カ月という期間のなかで、胎児《たいじ》との絆《きずな》を形成し、生まれてくる子どもの準備をし、夫やそのほかの家族との関係づくりや仕事や個々人の活動を調整していきます。そのさいに、助産師は客観的に母親の心身の状態を精査し、異常の早期発見や的確な介入《かいにゅう》、日常生活への助言や健康教育を行います。

助産師には、的確な観察や判断力が求められますが、同時に女性たちの日常生活の状《じょう》況《きょう》をよく知り、一方的に教えるのでなく、母親がみずから実行できるように工夫します。医療《いりょう》行為《こうい》については限界があるゆえに、認められているオルタナティブな方法（灸《きゅう》やマッサージなど）を使い、温かいまなざしや手のぬくもりを駆使《くし》して、女性とともに考え、寄《よ》り添《そ》っていきます。

出産

・出産の始まりは陣痛《じんつう》から

妊娠《にんしん》という長い準備期間を経て、いよいよ出産となります。出産の始まりは10分ごとの子宮の収縮からです。これを陣痛《じんつう》と呼びます。出産は、胎児《たいじ》が生まれ、胎盤《たいばん》も娩出《べんしゅつ》されることで完了《かんりょう》します。医学的には、「分娩《ぶんべん》」という言葉が使われています。一般的《いっぱんてき》な出産に要する時間は、はじめて子どもを産む初産婦で12～16時間、1度は出産経験のある経産婦では5～6時間かかります。もちろん個人差はありますが、女性によっては非常に大きな仕事になります。よく山登りにもたとえられます。陣痛《じんつう》の感じ方もたいへん個人差がありますが、昔《むかし》の人は「障子の桟《さん》が見えなくなるくらい痛くならないと産まれない」と言われたりしていました。痛みは、不安や恐怖心《きょうふしん》によっても左右されたり、マッサージや体位の変化によって軽減したりもします。

・三つのケア

助産師は、一連の経過のなかで、分娩《ぶんべん》開始から経過を観察し、助産師としての「助産診《しん》断《だん》」を行い、必要不可欠なケアを行っていきます。妊産婦《にんさんぷ》のケアには三つのCが大切であるといわれています。

ひとつは継続的《けいぞくてき》なケア（Continuity care）。できるだけ産婦をよく知った助産師が継続的《けいぞくてき》にかかわることが重要です。つぎに産婦自身がコントロールできる経験とするケア（Control care）。産婦自身が体位を工夫し、自分でもできる痛みの緩和《かんわ》を提案します。そのためには産婦の不安感を軽減し、助産師はかたわらにいても気を使わせず、

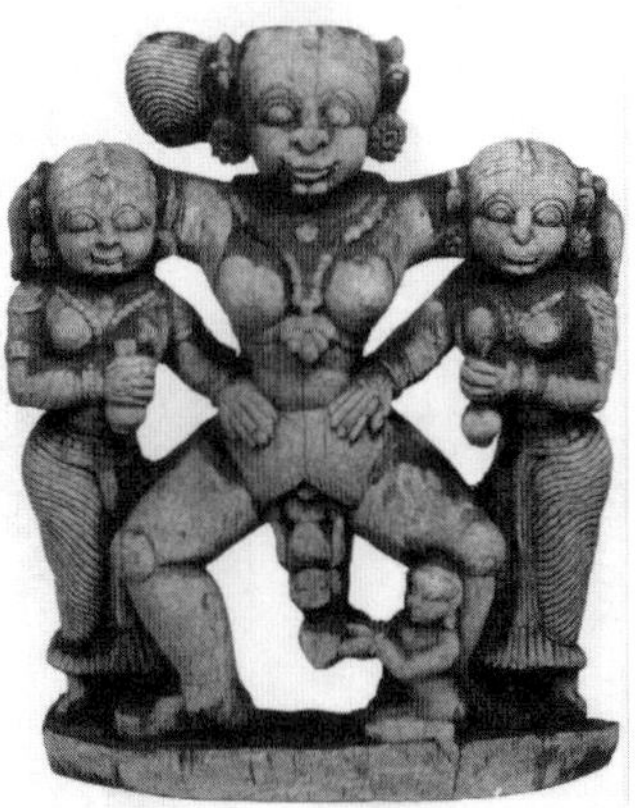

18世紀の南インドの木彫り像。産むほうが主役、助産師が黒子となっています（『イメージの博物誌30　女神』〈平凡社〉より転載）

産婦自身がありのままの自分でいられるように寄《よ》り添《そ》うことが大切です。最後は、産婦自身が自分で決める、自分で産むという感覚を大切にするケア（Choice care）です。女性自身が自分の力、がんばりで「産んだ」という経験が、自己評価を高め、自信を増し、子育てへのエネルギーとなります。助産師はこうした女性の力を全開にさせるための黒子役にもたとえられます。

・産婦の力を最大限に発揮してもらえるように

有名なギリシャの哲学者ソクラテスは、みずからは知恵《ちえ》を産む力はないが、ほかの人びとがそれを産むのを助けて、その知恵《ちえ》の真偽《しんぎ》を識別することはできるとして、こうした対話法を助産師の活動になぞらえて「助産術」と呼んでいました。ソクラテスの母親が助産師だったということです。産むのは産婦自身というのは、古くから変わらないということがよくわかる話です。

しかしながら、妊産婦《にんさんぷ》のなかには妊娠《にんしん》する前から、また妊娠《にんしん》経過のなかで健康上の問題をもっている人もいます。助産師は、健康上のリスクがある場合、また、予測される場合は、医師や多職種などに報告し、かつ連携《れんけい》・協働しながら、妊産婦《にんさんぷ》のケアおよび医師による診療《しんりょう》の補助を行います。たとえば、医学的適応があり帝王《ていおう》切開術が必要になる場合にも、助産師による産婦の手術前後のきめ細かいケアは必要となります。助産師の妊産婦《にんさんぷ》への継《けい》続的《ぞくてき》なケアと適切な判断により、妊産婦《にんさんぷ》のリスク軽減につながることが世界中で研究されて、エビデンス（根拠《こんきょ》）が示されています。

医学的なリスクの有無にかかわらず、出産経験は育児の出発点になります。助産師をはじめとする医療《いりょう》関係者は、産婦自身の安全と安心感を担保するように務めます。産婦自身が他者に気を使うことなく自分の力を最大限に用いて、自分で産んだという感覚をもてること、同時に家族や医療《いりょう》関係者から大切にされる経験が、子どもへの絆《きずな》を育み、次世代を育てる原動力となります。

産褥《さんじょく》と子育て

出産という大きな仕事を終えた女性は産褥期《さんじょくき》に突入《とつにゅう》します。医学的には全身および生殖器《せいしょくき》が元に戻《もど》る産後6～8週がその時期となります。急速な変化として、胎盤《たいばん》からのホルモン分泌《ぶんぴつ》がなくなりますが、新生児がお乳を吸うことにより新たなホルモン分泌《ぶんぴつ》が始まります。なかにはマタニティーブルーズといって、気持ちが落《お》ち込《こ》む女性も少なくありません。また、ほっとするのも束《つか》の間《ま》、生まれたばかりの新生児の世話、授乳など、子どもとのリズムをつくりあげていかなければなりません。

家族内での関係性も変わっていきます。子どもを産めば自動的に、母親・父親の役割、祖父母の役割（孫育て）を遂行《すいこう》できるというわけではなく、産褥期《さんじょくき》には、助産師による多くのケアや育児、虐待《ぎゃくたい》防止や産後の家族計画など、教育的かかわりが求められています。最近、話題になっていますが、地域での子育てを支えるために、地域包括《ほうかつ》ケアの一環《いっかん》として産褥《さんじょく》入院があります。このケア提供の担い手の中心が助産師となっています（下図参照）。

その他、大切な役割

・グリーフケア

妊娠《にんしん》出産には、時には胎児《たいじ》や子どもとのとても悲しい別れや喪失《そうしつ》を経験する方もいます。たとえば、流産や早産、障がいのある子どもの出産、予期しない帝王《ていおう》切開術などを経験する人などもいます。こうした強いストレス、悲しみといった感情

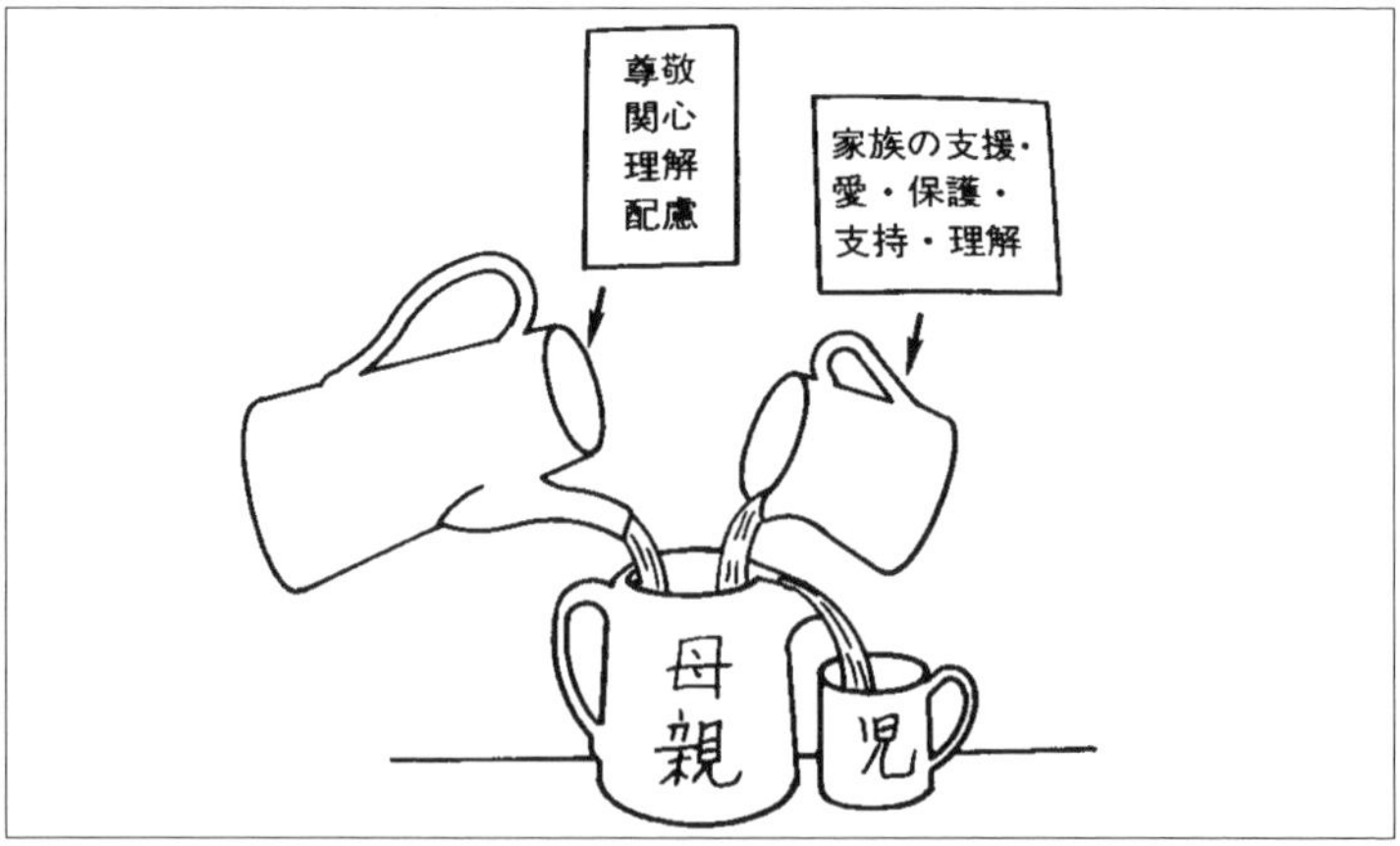

母親が育児をする力への支援　（『母性の心理社会的側面と看護ケア』〈医学書院〉より転載）

を引き起こす体験は喪失《そうしつ》体験と呼ばれていますが、女性に寄《よ》り添《そ》い、深い悲しみをいだく人への「グリーフケア」の一端《いったん》を担うことも、助産師の重要な役割です。グリーフとは、深い悲しみを意味し、グリーフケアとは身近な人の死別を経験し悲しみのなかにいる人をそばで支援《しえん》することを指します。

・性教育とウイメンズ・ヘルス（女性保健）

性は人が生きるうえで、とても重要なものです。妊娠《にんしん》・出産は、人間の性の営みのなかでも生殖《せいしょく》という重要な位置を占《し》めます。そのため、日頃《ひごろ》、人間の性と生殖《せいしょく》の営みにふれている助産師は、子どものころから性についての理解を養い育てること、体と心の変化、他者とのかかわり、恋愛、自分と他者のプライベートゾーン*を守ることなどについて、ふだんの仕事の場以外でも、学校や地域で相談や教育する役割をもっています。具体的には、学校では、「いのちの教育」、地域では、避妊《ひにん》や妊娠《にんしん》、セックスレスの相談などさまざまな内容の役割が求められています。

また、女性自身の体をよく知ることや、体づくり、女性に多い尿《にょう》失禁の予防への対策、ドメスティック・バイオレンスの発見や予防や支援《しえん》への連携《れんけい》など、ウイメンズ・ヘルス全般に、助産師の活躍《かつやく》が求められています。

（加納尚美）

＊プライベートゾーン　性器、おしり、胸、口など。

助産師の1日と1カ月

助産師は昼夜を問わず働く

日常の業務を見てみよう

助産師の仕事が実際どのように行われているのか、病院で勤務している助産師の1日と1カ月のようすからイメージしてみましょう。

●助産師の1日

助産師となって14年、子育て中の秋山真知子《あきやままちこ》さんの1日を例に紹介《しょうかい》していきましょう。勤務している病院は２００床の総合病院で、産科病棟《とう》は10床です。助産師は20名、分娩は月に30～40件です。

病院では昼夜を問わず、助産師は交代制で働きます。1日を二つに分けて交代する場合は、昼の勤務を日勤（8時15分から17時15分）、夜の勤務を夜勤（16時30分から翌朝の9

時30分）といいます。夜勤帯を二つに分ける施設《しせつ》もあれば、16時間連続の当直制をとっている施設《しせつ》もあります。

8時　出勤すると、まず病院の敷地《しきち》内の保育園に子どもを預けてから、ユニホームに着替《きが》えて産科病棟《とう》へ向かいます。ナースステーションにて、業務分担を確認してから入院中の妊産婦《にんさんぷ》・褥婦《じょくふ》さんの情報を収集します。この病院では、助産師はチームで働き、日によってリーダーは変わります。仕事は、リーダー業務とメンバー業務、外来業務（助産師外来を含《ふく》む）とに分担されます。秋山さんは、「慣れないリーダー業務や外来業務は緊張《きんちょう》します。分担された仕事を見て、今日は忙《いそが》しくなりそうかな、と自分で予定を確認します」と話します。

8時15分　夜勤の助産師から入院者の情報と現状、当日の業務で注意することなど情報を共有します。カルテや助産録に記載《きさい》はされていますが、直接、助産師どうしで確認しあうことで重要な情報も得られます。時には、ケア計画について短い意見交換《こうかん》が必要な場合もあります。

9時　担当業務を開始します。リーダーは、医師や薬剤師《やくざいし》などと連絡《れんらく》をとるなど、チーム全体の業務調整をします。メンバー業務としては、個々の産婦《さんぷ》さんを担当し、経過観察から分娩介助《ぶんべんかいじょ》といった一連の流れに必要な助産ケアを行う分娩《ぶんべん》係、産後のお母さん（褥婦《じょくふ》）

をケアする褥婦《じょくふ》係、生まれたばかりの赤ちゃんの観察やケアを担当する新生児係、妊婦健《にんぷけん》診《しん》や産後健診《けんしん》を担当する外来係などがあります。
分娩《ぶんべん》係はお産がスムーズに進むように、マッサージをしたり、足浴（足湯のこと）をしたり、呼吸法を教えたりします。産後のお母さんには、授乳の仕方や赤ちゃんの抱《だ》っこの仕方、おむつの替《か》え方《かた》などを教えます。新生児係は赤ちゃんをお風呂《ふろ》に入れたり、体重を確認したり、ミルクを飲ませたりします。外来係は医師の診察《しんさつ》がスムーズにいくように、そして妊婦《にんぷ》にとっては心地よい診察《しんさつ》時間になるように助けます。妊婦《にんぷ》さんと一対一で各種相談にじっくり乗ることもあります。忙《いそが》しさは日によって違《ちが》います、と秋山さん。「やるべきことができているか、時間との闘《たたか》いです。こうやって説明したほうがよかったかなと反省し、午後はこんな感じでやってみようかなと頭と体をフルに使いながら午前中の仕事に取り組みます」。

11時30分　休憩《きゅうけい》時間。妊産婦《にんさんぷ》さんたちに常に対応できるように、助産師は交代で食事をとります。秋山さんはまだ小さな子どもがいるため、休憩中《きゅうけいちゅう》に先輩《せんぱい》ママ助産師に育児の相談をすることもあるそうです。「分娩《ぶんべん》係の時はお産が気になって落ち着かないこともありま す」。しかし、助産師として万全の体制で働くためには、しっかり食事をとっておく必要があります。

12時30分 午後の業務開始。入院している妊産婦《にんさんぷ》さんがちゃんと昼食をとれているか、きちんと配膳《はいぜん》されているか、など状況《じょうきょう》を確認します。また、この病院では、助産師が母乳外来を担当しています。母乳外来では、主に退院後のお母さんたちが、授乳のコツを教わったり、乳腺炎《にゅうせんえん》などのトラブルや卒乳（授乳を終えること）というような相談のために予約をして、直接相談に訪れます。助産師は予約状況《じょうきょう》に応じて担当します。

自然な経過のお産を大切にしているこの病院では、たくさん赤ちゃんが生まれることもあれば、生まれないこともあります。助産師には臨機応変な働き方が要求されます。「分娩《ぶんべん》係の時は、赤ちゃんが生まれた瞬間《しゅんかん》はもちろんうれしいのですが、助産師としては、まずはお母さん・赤ちゃんが元気かどうかを確認します。気は抜《ぬ》けません。その

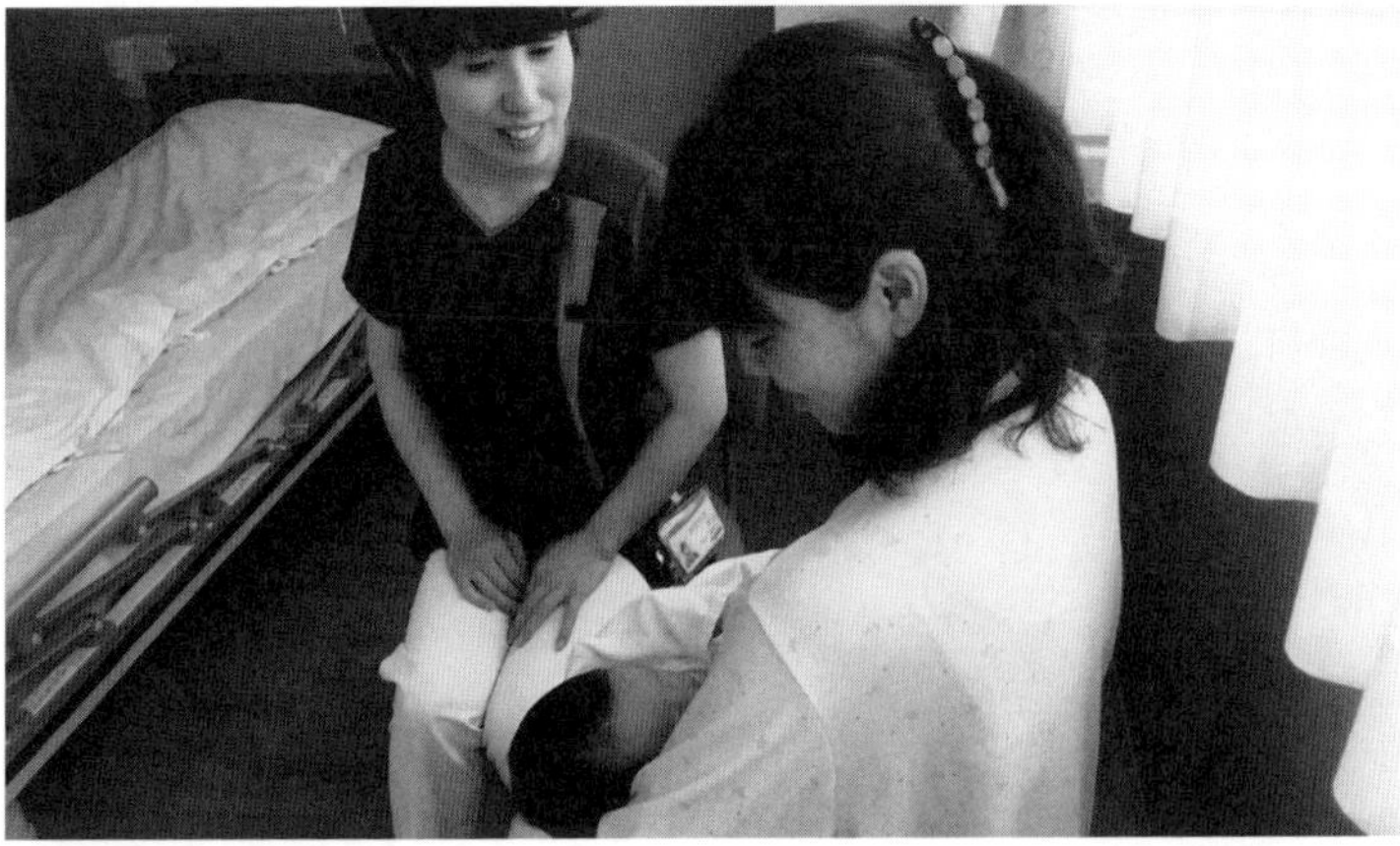

産後のお母さんに寄り添います　　秋山真知子さん提供

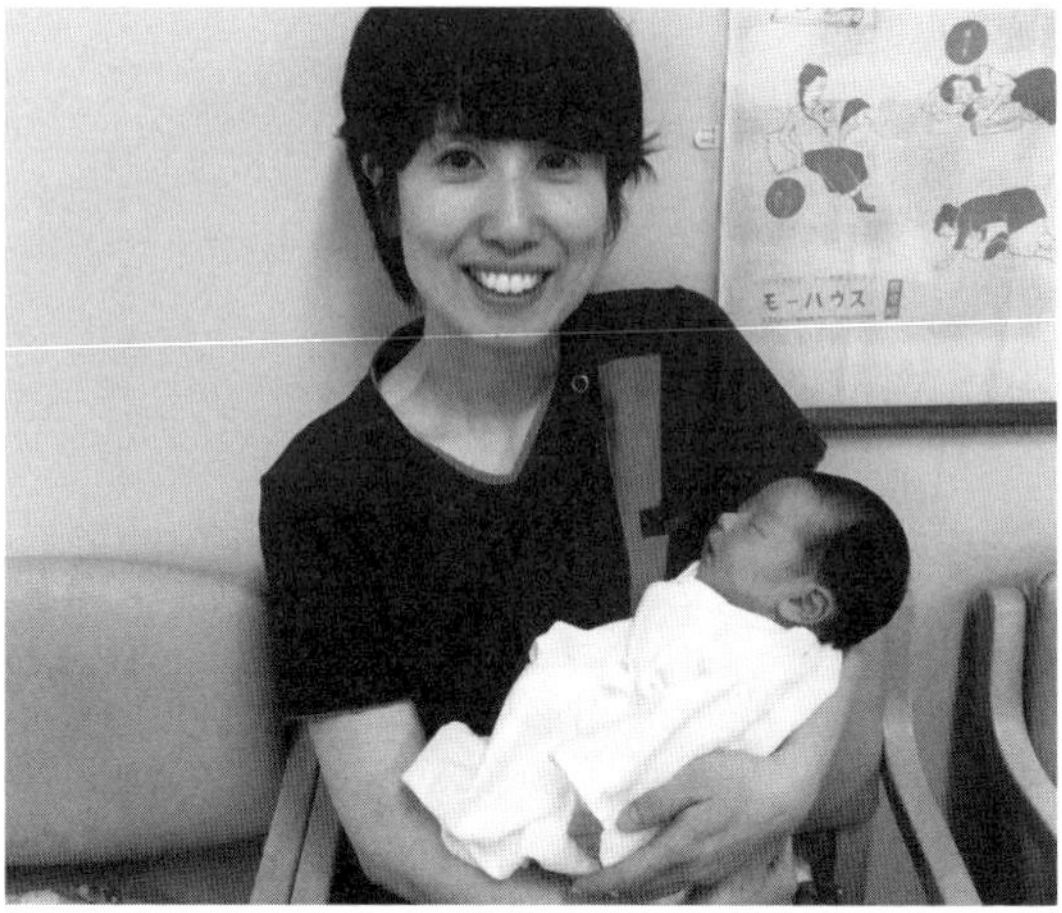

新しい命の誕生です　秋山真知子さん提供

後、しばらく経って、うれしい、かわいいという気持ちが湧《わ》いてきます」。

16時　夜勤の助産師への引きつぎの準備を始めます。

16時30分　夜勤の助産師に、日中の状況《じょうきょう》を報告します。

17時15分　就業時間内の業務記録の確認、翌日の準備、入院者への対応など、残っている仕事をします。ほかのスタッフとも協力して、速やかに終わらせるように仕事を分担します。秋山さんは、「仕事が終わると一気に力が抜《ぬ》けてしまうことも。子どもを早く迎《むか》えにいかないと」と保育園に向かいます。

●助産師の1カ月

秋山さんの場合、日勤は月に15回程度、夜勤は2回程度です。自宅で待機していて、助産師の手が足りないなど応援《おうえん》が必要な時にかけつけるオンコールという呼び出しが月に1

～3回程度あります。休日は、月に8日程度あり、連休も取れます。そのほか、勉強会や病棟《びょうとう》会、研修などに平均して3回程度参加することがあります。子育て中である秋山さんは、「敷地《しきち》内に保育園がありますが、預かり時間は20時までです。そのため、どんなに業務が忙《いそが》しくても、その時間内で仕事が終わるように努めています。同僚《どうりょう》に助けてもらうことも多く、感謝しています。また、子どもが病気になった時に休みをもらいやすい職場という点も助かっています。家族には食事の準備や洗濯《せんたく》、掃除《そうじ》などを協力してもらっています。そのぶん、私は病院での仕事をしっかりやろう、子どももがんばっているから自分もがんばろうと思えます」と、ワークライフバランスをとりながら、やりがいをもって仕事を続けています。

（加納尚美）

主な職場は病院や診療所 職場によって多彩な仕事内容

多岐《たき》にわたる職場

助産師として活動する場所は、その働く内容によってさまざまです。

現在、助産師として就業している人は、３万７５７２人（日本《にほん》看護《かんご》協会《きょうかい》統計資料 ２０１４年度より）となっており、毎年１０００人以上増えています。就業場所でいちばん多いのが、病院および診療所《しんりょうじょ》で、３万２９７６人（約88％）です。そのほかにも助産師が独自に開業し活動する場所として、助産所（助産院）という場所があります。助産所というのは、医療法《いりょうほう》第２条により、助産師が助産のための業務を行う場所であり、病院・診療所《しんりょうじょ》以外のものとされています。この助産所で働いている助産師は１８０４人（約４・８％）です。また、保健所で働く助産師が２８３人（約０・８％）、市町村で働く助産師が774人（約2・1％）、教育機関が1524人（約4・1％）、その他社会福祉施《ふくしし》設《せつ》や事業所といった場所でも助産師が働いています。このように助産師の活動する場所は多岐《たき》にわたっているのです。

それでは、それぞれの場所ごとに仕事内容などを見ていきましょう。

病院と診療所《しんりょうじょ》

現在では、全出生数の99・8％が、病院と診療所《しんりょうじょ》で行われています。そのため、そこで働く助産師の割合も多くなります。ここでの仕事は、正常な妊娠《にんしん》経過をたどった妊婦《にんぷ》さんを対象とする出産をお手伝《てつだ》いすること（分娩介助《ぶんべんかいじょ》）です。また、出産前後のお母さんと赤ちゃんについて教える出産教育（母親学級ともいいます）を行います。出産後にはお母さんになった女性の体の回復や母乳育児を支援《しえん》したり、生まれたばかりの赤ちゃんが正常に育っているかどうかなどの確認をしながらお世話をします。

最近では、妊娠《にんしん》から産後まで助産師が主にかかわり、相談や指導を行う助産師外来を設置する病院も増えてきました。病院では基本的に医師が妊娠中《にんしんちゅう》の健康診断《しんだん》を行い、正常な経過である妊婦さんを助産師が支援《しえん》するというシステムで、助産師としての専門性を発揮できる場所となっています。もちろん、医師と連携《れんけい》し、何か異常があれば医師の健診《けんしん》を受

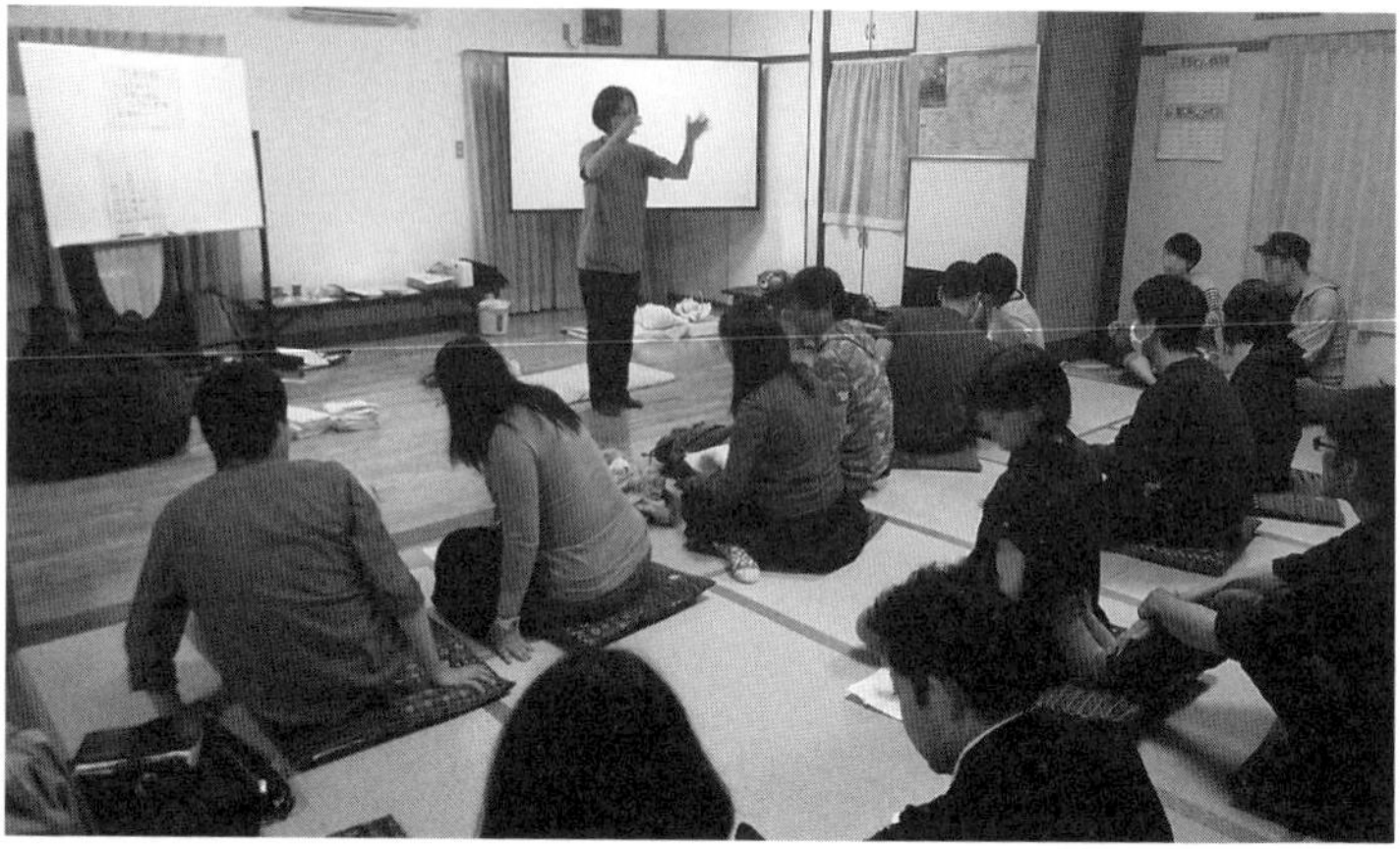

診療所での両親学級。畳敷きの和室でリラックスしながら　荒井英恵さん提供

けるということになります。

また、「院内助産」（院内助産所とも呼ばれます）といって、病院内において助産師が中心となり、分娩介助《ぶんべんかいじょ》やケアを提供する体制をとる病院もあります。

さらに、助産師をめざす若いみなさんに、ぜひ知っておいてほしいことがあります。それは、妊《にん》娠《しん》・出産という行為《こうい》はすべてが正常に終わるというものではないことです。そのため、数は少ないのですが、どんなに最新の医療《いりょう》で対応しても、なかには悲しくつらい事態となることもあるのです。たとえば、妊娠《にんしん》の途中《とちゅう》で赤ちゃんの状況《じょうきょう》が悪くなり、早めに出産しなければならなかったり、産声をあげることなく死産となってしまう赤ちゃんがいることは、事実です。妊娠《にんしん》や出産中の女性の容体が急に悪くなることもあります。病院という場所では、そのような緊急《きんきゅう》の状況《じょうきょう》や異常事態に対応しなければなりません。そのため、悲しくつらい状況《じょうきょう》にある女性やその家族に寄《よ》り添《そ》って支えるということも、助産師の大切な役割となります。新しい命が生まれるということは、誰《だれ》にとっても幸せなことです。しかし、そうではない場合もあるということを、専門職をめざすみなさんは、しっかり認識しておいてください。

助産所

もうひとつは、さきほども紹介《しょうかい》した「助産所」という場所です。

助産所とは、助産師が正常な経過をたどる出産の手助け（助産）を行う場所、妊婦《にんぷ》と褥婦《じょくふ》、そして新生児の保健指導を行う場所として医療法《いりょうほう》という法律に基づいて開設されます。助産院という名称を使うことも認められています。収容施設《しせつ》10床《しょう》未満の小規模な施《し》設《せつ》で、家庭的な雰囲気《ふんいき》のなかで出産をすることができる場所です。最近では、人間の生理的能力を活かした自然な出産を選ぶ人も多くなり、出産をする女性のいろいろな思いに柔《じゅう》軟《なん》に対応できる助産所は貴重な存在ともいえます。

助産所の運営形態には、出産を取《と》り扱《あつか》う場合、有床《ゆうしょう》助産所、無床《むしょう》助産所、出張開業（施設《しせつ》で業務を行うのではなく、直接妊産婦《にんさんぷ》の自宅などに出張して業務を行う）の3種類

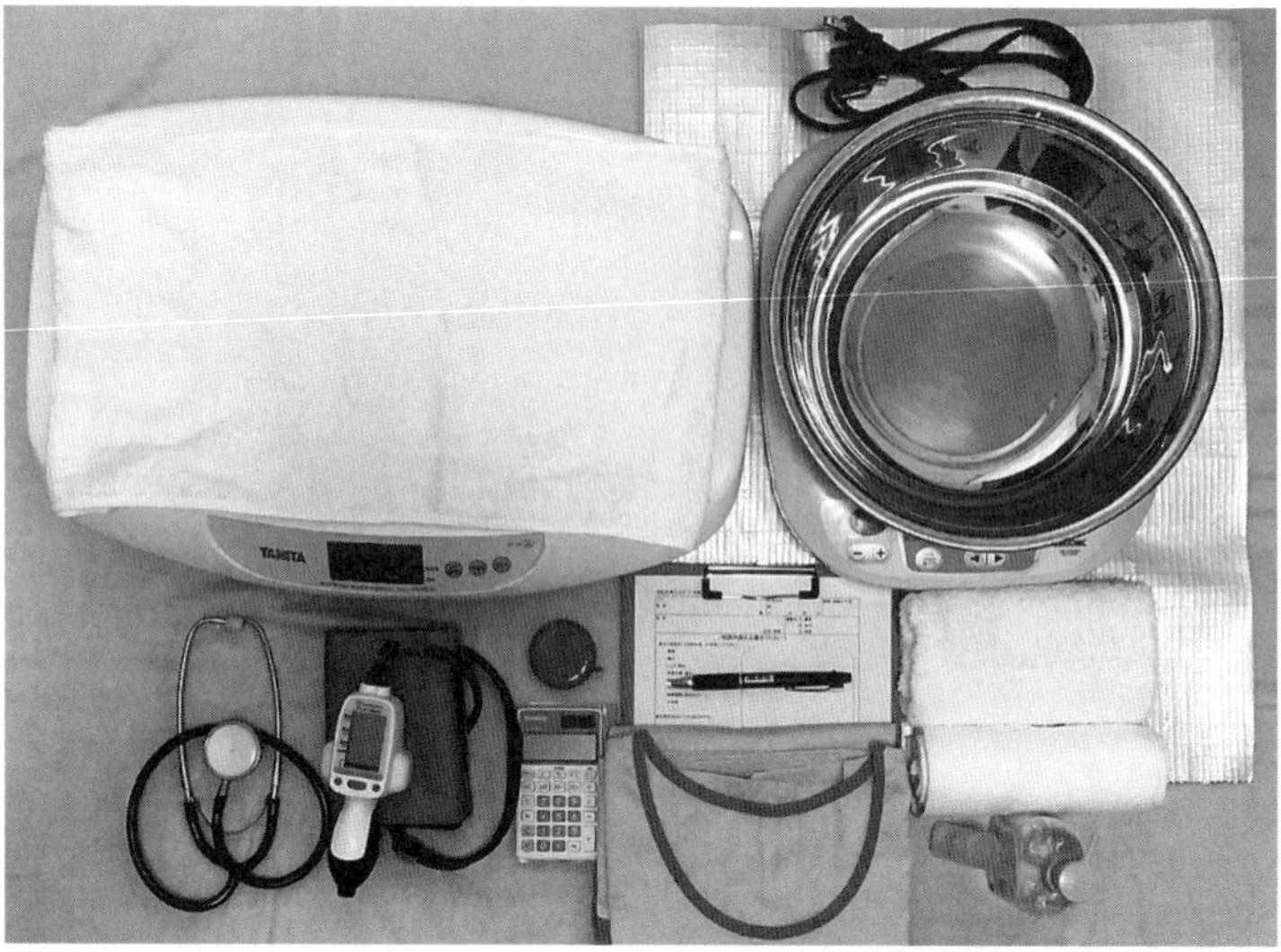

助産師が母子訪問するさいの道具の一例　　井上千秋さん提供

があります。それぞれ開業の形態は違《ちが》うため、法律にはさまざまな規定がありますが、助産師としての業務内容は変わりません。また、何か異常があった場合は、医師と連携《れんけい》し（嘱託医《しょくたくい》といいます）、対応にあたることになっていて、安全も確保されています。くわしくは、1章ドキュメント1「助産院で働く助産師・畑佐樹里さん」の項を読んでください。

保健所・保健センター

保健所・保健センターとは、地域で暮《く》らす住民のために設置される公的施設《しせつ》です。地域の人びとが健康に安心して暮《く》らせるように支援《しえん》しています。

妊娠《にんしん》は基本的に病気ではありませんが、

女性にとって、身体的・精神的・社会的に大きな変化をもたらします。そのため、多くはありませんが保健所・保健センターにも助産師が就業し、健康診断《しんだん》や健康教育、健康相談といった母子保健活動を行っています。

たとえば、はじめて妊娠《にんしん》した女性にとっては、体と心の変化や、出産後の生活、赤ちゃんとの生活などは、わからないことが多くあります。そうした人に向けて、「母親学級」や夫婦でいっしょに学ぶ「両親学級」といった健康教育の場をつくり、妊産婦《にんさんぷ》やその家族を支援《しえん》します。また、赤ちゃんは、生まれたあとも正常に大きくなっているかなど発達・発育を確認していく必要があります。保健所・保健センターでは、生後4カ月や1歳《さい》6カ月など一定の時期に健康診断《しんだん》を行い、順調に発達・発育しているかを確認したり、育児に関する相談を受けたりします。もし健診《けんしん》で何か病気などが見つかれば、病院やほかの専門機関などと連携《れんけい》して、対応にあたります。さらには思春期の体と心の変化に対して、健康教育や相談なども実施《じっし》しています。住んでいる場所の身近なところに、妊娠《にんしん》・出産・子育てのことを気軽に相談できる専門職がいることは、妊産婦《にんさんぷ》さんやお母さん、子どもたちにとって、とても心強いことです。そうした存在として助産師は活躍《かつやく》します。

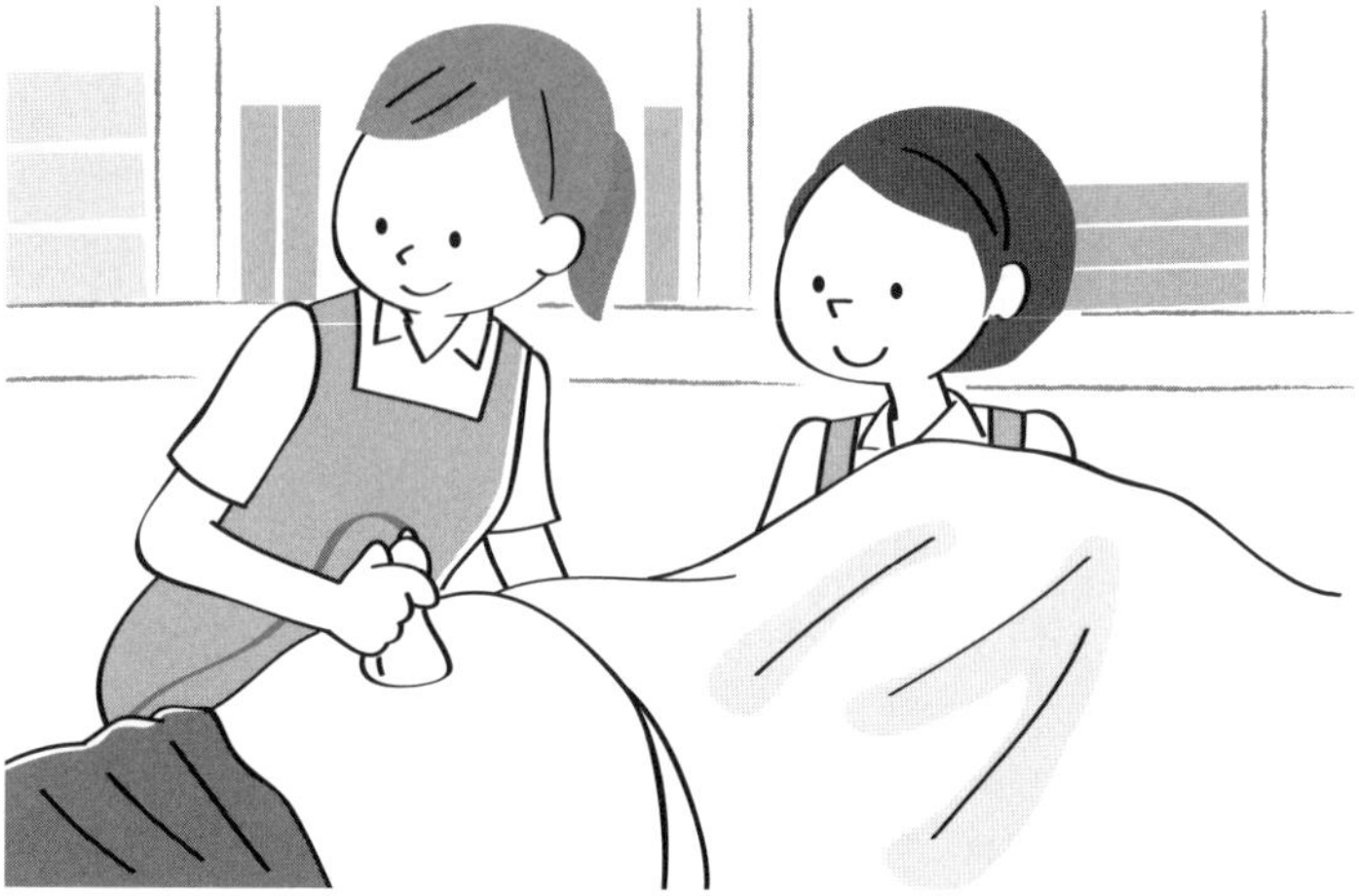

教育機関

助産師になるには、助産師を養成する教育機関（専門学校、大学、大学専攻科《せんこうか》・別科、大学院など）に進学する必要があります。そうした教育機関において、教員として、未来の助産師を育てることも助産師の仕事のひとつです。

教育機関は、現在２０６校あり、毎年約９０００名の助産師が育っています。そこでは、医学の基礎《きそ》や助産の方法と技術などしっかりと学びます。学ぶべきことのくわしい内容は、１３２ページの、なるにはコース「助産師教育機関で学ぶこと」を読んでください。

命を生み出す手伝《てつだ》いをするためには、たくさんの知識と技術が必要とされ、学ぶ科目は多くあります。助産技術や助産管理学、助産を取り巻く周辺領域（社会学や心理学など）、助産実習、その他の科目などについて教えるのも、助産師の役割です。単に知識を教えるだけではなく、助産師としての考え方や専門家としての姿勢なども伝えていきます。

教育機関では、助産教育以外に、調査・研究についての指導も行われています。専門職として自立するためには、対象とする領域について科学的にあきらかにすることも大切な仕事です。助産師として、教育の場で専門職としての知識と技術を伝授し、調査・研究について理解し実施《じっし》できる能力を身につけることは必要です。

教育の場で先生として指導する助産師は、教えるという技術を身につけておくこと以外に、臨床《りんしょう》（実際の現場）での経験や、調査・研究をするといった幅《はば》の広い能力を身につけておくことが必要でしょう。

（東京学芸大学《とうきょうがくげいだいがく》教育学部　鈴木琴子《すずきことこ》）

連携するほかの職種

医療や社会福祉、心理や教育分野の専門職とも連携する

子どもと女性の健康を幅《はば》広《ひろ》く支《し》援《えん》する

助産師は、単に分娩介助《ぶんべんかいじょ》をするだけではなく、思春期の児童・生徒から子育て中の女性とその子どもに至《いた》るまでの健康を幅《はば》広《ひろ》く支援《しえん》する仕事です。また、助産という仕事は、命にかかわります。命を守り、社会での生活を支援《しえん》するために、助産師は医療《いりょう》関係者だけではなく、社会福祉《ふくし》、教育などさまざまな分野の人たちと連携《れんけい》をして働いていきます。ここでは、助産師が仕事をするうえで仕事内容を知っておくべき職種について説明をします。

医師・看護師・保健師

医師・看護師は、病院や診療所《しんりょうじょ》などの医療《いりょう》施設《しせつ》で働いています。

医師は、病気の診断《しんだん》や治療《ちりょう》を行います。6年間の大学教育の後、国家試験を受けて免許《めんきょ》が交付されます。看護師は、患者《かんじゃ》の世話や診療《しんりょう》の時に医師の手助けを行います。大学（4年間）や専門学校（3年間）などの専門教育の後、国家試験を受けて免許《めんきょ》が交付されます。

看護師のほかに、保健師と呼ばれる職種も大切な連携先《れんけいさき》となります。保健師は、看護師資格を取得したうえで専門教育を受け、国家試験に合格し免許《めんきょ》が交付されます。主に保健所・保健センターといった公的機関に勤務し、地域生活のなかで健康を守っています。特に保健センターでは、母子健康手帳の交付をはじめ、一人ひとりの子どもへの母子保健活動を行います。子どもが生まれたあとの発達・発育を見守り、小学校に入るまでを支援《しえん》するので、連携《れんけい》は必須《ひっす》となります。医師・看護師・保健師については、既刊《きかん》の「なるにはBOOKS」シリーズにくわしく紹介《しょうかい》されていますので、そちらを参考にしてください。

社会福祉《ふくし》の専門職

妊娠《にんしん》・出産し、子どもを育てるということは、経済的困難（金銭的な余裕《よゆう》がないなど）や社会的問題（若年妊娠《にんしん》など）が起こる場合もあります。そのため、そのような厳しい状況《じょうきょう》を支援《しえん》していくために、社会福祉《ふくし》との連携《れんけい》も大切になります。社会福祉士《ふくしし》や児童福祉司《ふくしし》が、子どもとその家族の日常生活が困難な場合などについて相談・助言・指導を行います。

社会福祉士《ふくしし》は国家資格であり、国家試験受験資格を得るためにはいろいろな方法があります。福祉系《ふくしけい》の大学または短期大学で学び、受験資格（短期大学卒業の場合は、１～２年の実務経験が必要）を得るのが一般的《いっぱんてき》です。児童福祉司《ふくしし》は、児童相談所で問題をかかえた子どもやその保護者の相談にのり、問題を解決するための支援《しえん》をします。児童福祉司《ふくしし》になるには、「児童福祉《ふくし》の任用資格」を取得する必要があります。取得方法はさまざまあり、児童福祉司《ふくしし》養成校を卒業することや、大学で心理学や教育学を学び１年の実務経験を積むことなどによって資格を得ることができます。

心理の専門職

妊娠中《にんしんちゅう》や子育て中に不安が強くなり、悩《なや》みをかかえる女性もいます。そんな時には、助産師としても相談や助言を行いますが、やはり、心についての専門家である臨床《りんしょう》心理士と連携《れんけい》することも必要です。臨床《りんしょう》心理士は、人の心の問題を解決するために、臨床《りんしょう》心理学に基づく知識や技術を用いて支援《しえん》する専門家です。公益財団法人日本《にほん》臨床《りんしょう》心理《しん》士《り》資《し》格《かく》認定協会《にんていきょうかい》が実施《じっし》する試験に合格し、同協会の認定を受けることで取得できる資格です。臨床《りんしょう》心理士になるには、大学を卒業後に、大学院（指定大学院や臨床《りんしょう》心理士養成に関する専門職大学院）を修了《しゅうりょう》し受験資格を得て、試験に合格をする必要があります。

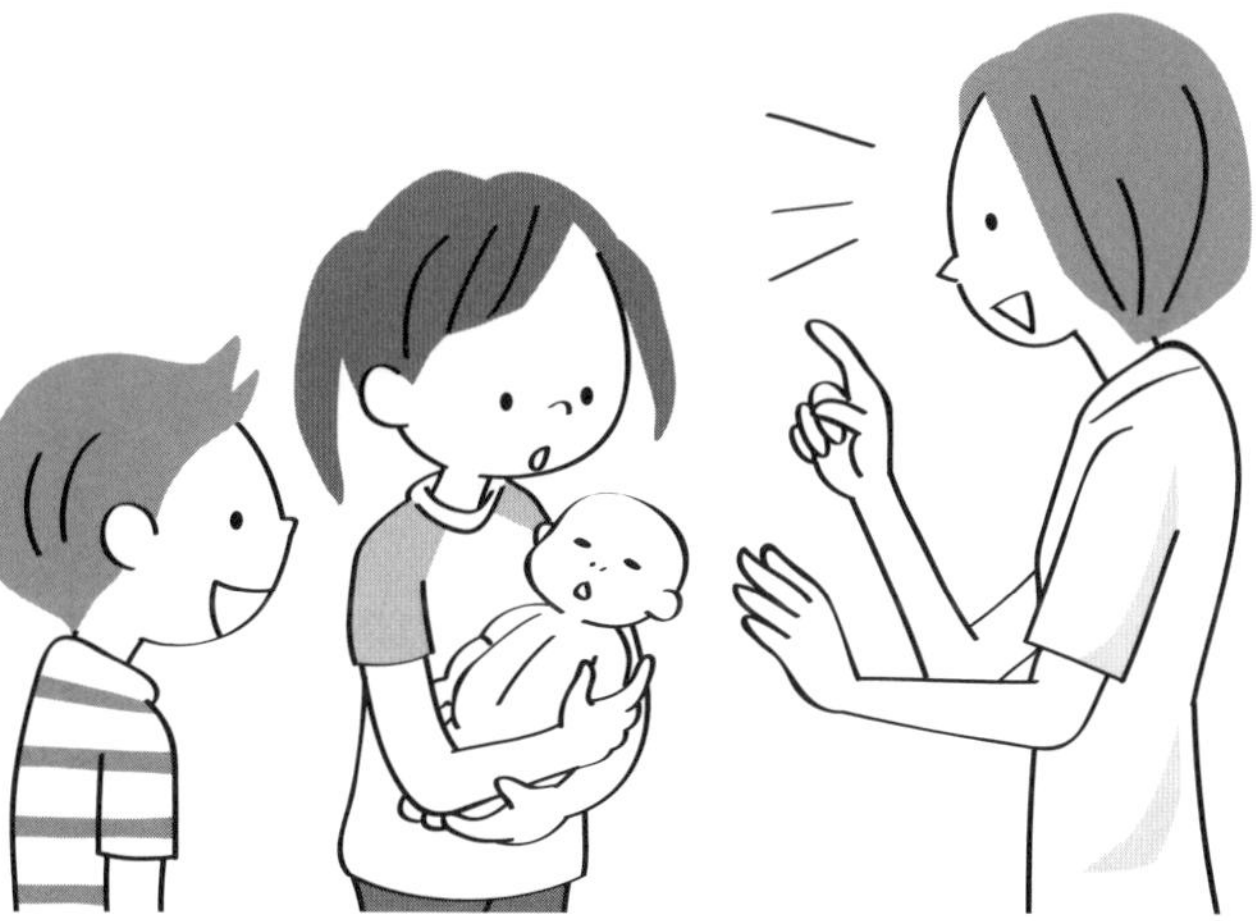

教育の専門職

「いのちの教育」や思春期教育などを行う場合には、教員など学校関係者と連携《れんけい》を図る必要があります。特に、保健の科目を主に教える保健体育担当の教師や学校保健の推進者である養護教諭《きょうゆ》や保健主事の教師とは、しっかりと話し合いをします。学校での授業内容や進行の程度を知り、おたがいに理解したうえで教育を行うほうがスムーズに子どもに伝えられるからです。

（鈴木琴子）

広がる活動

お産のサポートだけでなく、地域で、病院で、いろいろな働き方

地域で、病院で発揮される役割

医師・看護師・助産師という医療《いりょう》にかかわる専門職が活動する場所というと、すぐに病院が思《おも》い浮《う》かびます。しかし、働く場所と仕事内容（72ページ参照）でも紹介《しょうかい》したように、助産師は現在、さまざまな場所で働いています。助産師は、自身で開業することもできますので、病院や地域など、いろいろな場所で働くことができるのです。

出産や育児は、人間として自然な行為《こうい》であり、〃病気〃ではないのですが、体の変化も大きく、女性の体と心にさまざまな影響《えいきょう》や負担を与《あた》えることがあります。また、生まれたばかりの赤ちゃん自身も変化をしながら成長・発達していきます。特に、はじめての出産・育児では、産んだお母さん自身も生まれた赤ちゃんもその変化の大きさに不安を感じ

ることも多いのです。そのため、育て方がわからない、対処に困ったなど、さまざまな問題を解決する方法として、病院以外で対応できる場所が必要になります。それは、助産所であったり、保健センターであったりします。それぞれの場所が有効に作用することで、まさに地域で育児を支えることにつながるのです。

助産所の項（75ページ参照）で説明したように、助産師の開業形態では、分娩《ぶんべん》を取《と》り扱《あつか》う以外に、地域で育児や母乳哺育《ほいく》を支援《しえん》する活動が可能です。助産所に来所してもらったり、または直接に家庭を訪問したりするなどして、お母さんと赤ちゃんの実際の状況《じょうきょう》を見ながら、助言やサポートを行います。小さい赤ちゃんを育てながらでは、お母さんは外出すら簡単にできないこともあります。そのような時に、助産師が訪問により対応するという方法は、心配ごとをかかえて困っているお母さんにとって、大きな支えになるのです。地域で育児や母乳哺育《ほいく》を支援《しえん》する活動については、2章ミニドキュメント1を読んでください。このような一人ひとりの現状に合わせたサポートを行えることは、助産師活動の醍《だい》醐味《ごみ》といえるでしょう。

また近年、産後のお母さんと赤ちゃんのサポートを宿泊型《しゅくはくがた》の施設《しせつ》で行う「産後ケアセンター」という場所もできつつあります（2章ミニドキュメント2参照）。こうした活動は、少子化という社会現象ではありながらも、子育てをするうえで、サポートをする専門職が必要であるということを示しているのでしょう。

病院の中においても、最近では「院内助産」という体制が提供されるようになり、助産師の活躍《かつやく》の場が広がっています。病院の安全性と助産所の安心感という、良いところを合わせたような環境《かんきょう》となっており、助産師の役割を発揮できる場所といえるでしょう。

命の誕生《たんじょう》、思春期の体と心について支援《しえん》

助産師は、直接、妊娠《にんしん》・出産に対応するだけではなく、出産をする年齢《ねんれい》以前の、思春期にある子どもたちの支援《しえん》にもかかわります。思春期とは大人の体と心に変化をしていく特別な時期であり、その支援《しえん》として、学校で性教育や思春期相談などを行います。

命の誕生《たんじょう》、思春期の体と心、性にかかわりのある感染症《かんせんしょう》などを、児童・生徒の発達に応じて、わかりやすく話をすることは大切な活動です。思春期から、妊娠《にんしん》・出産、更年期《こうねんき》といった女性の生涯《しょうがい》の健康の専門家である助産師の活躍《かつやく》が期待されています。

地域での活動には、専門団体として、母子保健や女性の健康のために寄与《きよ》するというものもあります。たとえば、医師、弁護士、看護師といった専門職は、専門性の向上や社会的な発展を目的として、その資格をもつ人びとで会を組織しています（「職能団体」といいます）。助産師にも、*公益社団法人日本助産師会《こうえきしゃだんほうじんにほんじょさんしかい》という、助産師独自の職能団体があり

＊公益社団法人日本助産師会　http://www.midwife.or.jp/

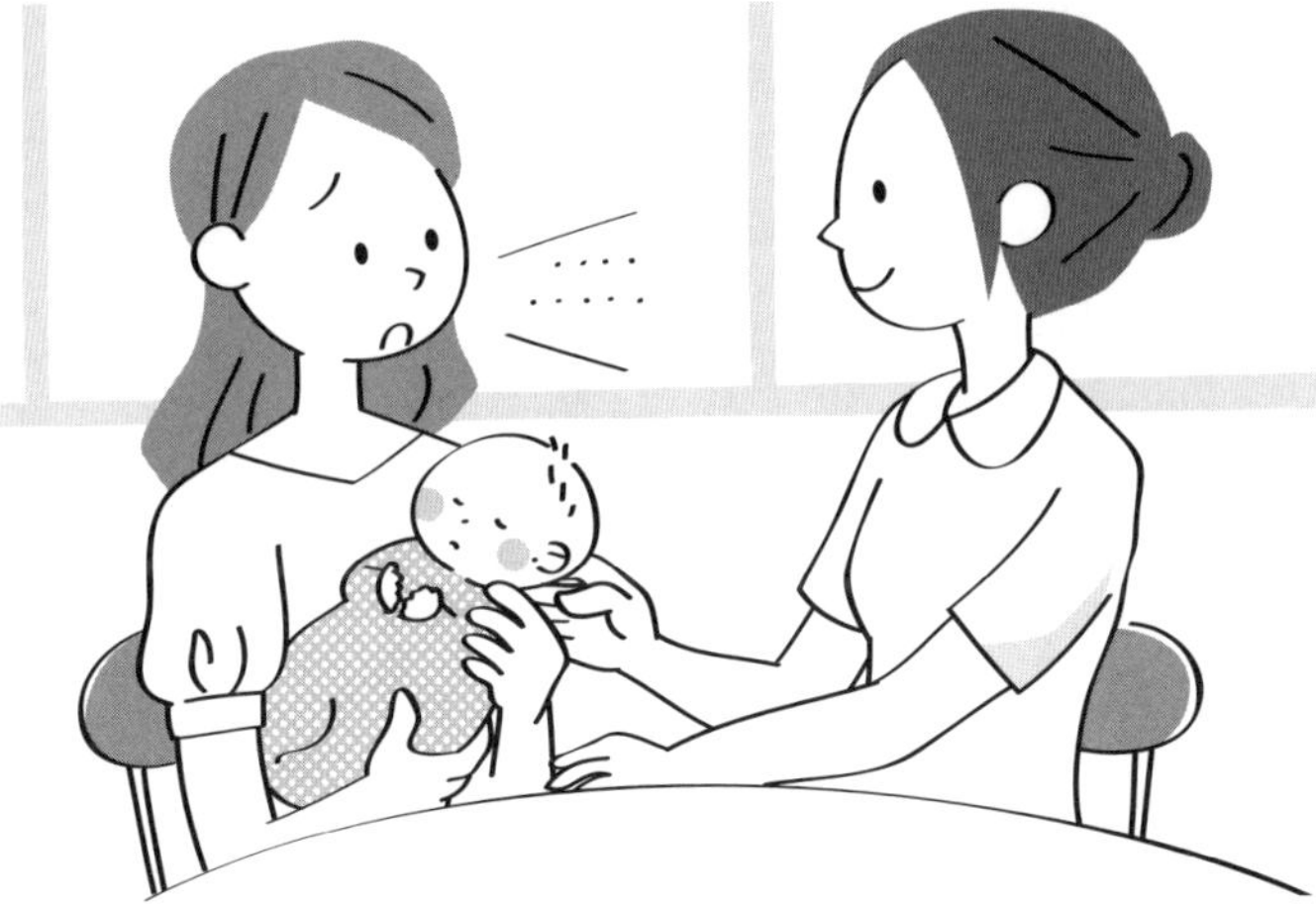

ます（助産師は、日本看護協会にも所属できますが、こちらは、あくまでも看護職としての立場になります）。専門職として、単に個人で仕事を行うだけではなく、その専門技術を社会のために、特に助産師の場合は、母子保健の発展と推進のために活動することも大切な仕事です。

その活動のひとつとして、日本助産師会では、都道府県にある助産師会それぞれに「子育て・女性健康支援センター」を設けています。妊娠《にんしん》・出産・子育て・思春期・更年期《こうねんき》など幅広《はばひろ》く女性の健康に対応できる相談窓口です（各県助産師会の相談窓口の詳細《しょうさい》は、日本助産師会ホームページを参照してください）。相談窓口は、医療《いりょう》機関に相談や受診《じゅしん》するほどではない、でもわからなくて困ること、ちょっとした心配ごとなどを気軽に相談する場として機能しています。「電話相談」や「メール相談」といった方法があります。

現代ではインターネットが普及《ふきゅう》して、妊娠《にんしん》や出産、育児のことを自分ですぐに調べることができますが、反面、いろいろな情報がありすぎて不安を感じる場合もあるようです。そのような時、専門家にすぐにアクセスできる電話やメールはたいへん心強く、役に立つでしょう。また、ある県では、「出張相談」として、相談の依頼《いらい》があれば、直接その相談者の家に出向き、アドバイスを行うこともしています（ただし、産後3カ月までで、1人2回までという制限があります）。助産所の訪問相談と似ていますが、これは県助産師会の事業として行政からの金銭的な助成を受けて行っており、低料金で相談できるようになっています。そのほかに県助産師会では、思春期教育を企画《きかく》運営をしているところもあります。こうした事業の運営は所属する助産師たちがボランティアとして支えており、職能団体としての社会貢献《こうけん》になっています。

世界で活躍《かつやく》する助産師

助産師の活動の場は、日本国内だけではありません。世界に目を向けると、特に発展途《と》上《じょう》といわれる国々では、妊娠《にんしん》や出産で生命を落とす女性が、まだ多くいます。そういった母子保健の問題は、そのまま国際保健の課題ともなっています。また、近年、台風や噴火《ふんか》、地震《じしん》といった大規模な自然災害が世界中で起きています。そのような場所へ、国際連盟から、日本であれば国際協力事業団をはじめとした団体から助産師が派遣《はけん》され、援助《えんじょ》活動をしています。どのような場所でも妊娠《にんしん》・出産をする女性、生まれる子どもたちがいますので、母子保健の専門家としての助産師の役割は高く評価されています。時には、日本国内とはまったく異なる厳しい環境《かんきょう》のなかで医療援助《いりょうえんじょ》活動をすることもあります（2章ミニドキュメント4参照）。しかし、専門職として身につけた、きめ細やかな助産師のケアは、どのような場所であっても有効に作用します。

以上のように助産師の活動範囲《はんい》は、地域から世界と多岐《たき》にわたっています。そして、妊《にん》娠《しん》・出産、思春期、更年期《こうねんき》といった、女性の健康を生涯《しょうがい》にわたって支えるというものとなっています。助産師が支える対象とするのは、女性だけではありません。その家族やその人が住む地域までを考えて、対応していく必要があります。だからこそ、さまざまな専門職といっしょに活動をしていく必要があるのです。

（鈴木琴子）

ミニドキュメント 1 地域で育児・母乳支援をする助産師

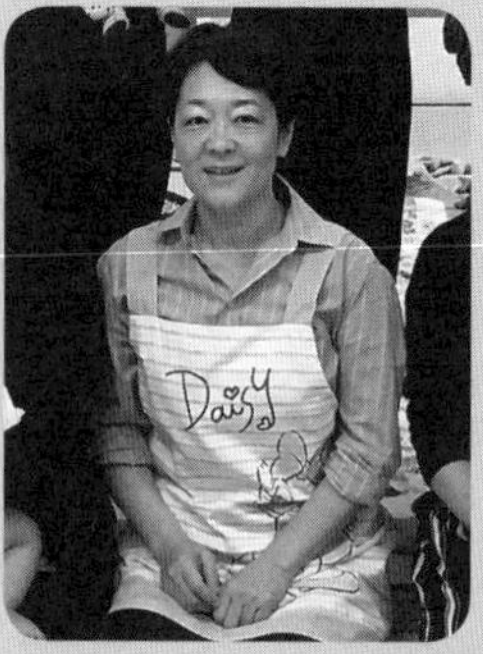

寄稿者提供（以下同）

生活に密着した場で女性と子どもに寄り添いたい

いのうえ助《じょ》産《さん》院《いん》
井《いの》上《うえ》千《ち》秋《あき》さん

お産を取《と》り扱《あつか》わない保健指導

私は助産師として病院や助産院に勤めた後、お産を取《と》り扱《あつか》わない保健指導を行う「いのうえ助産院」を開業しました。長男と三男を助産院で出産し、次男は助産師に診察《しんさつ》を受けながら自宅で出産するという経験をしていました。助産師が女性と子どものもつ力を大切にして、生活に密着した場でいきいきと働く姿に魅力《みりょく》を感じ、「女性が自分らしく生きられるように」との思いから、病院以外の地域で女性の一生を支援《しえん》する道を選びました。

主な仕事はつぎのようなものです。

家庭訪問や来所でのおっぱいマッサージを含《ふく》んだ母乳育児支援《しえん》、妊娠《にんしん》・出産・女性の体や性、子育てに関する相談や講演、小・中・

高校生から子育て中の母親を対象にした性教育講座、性暴力被害者支援《ひがいしゃしえん》ナース（SANE：sexual assault nurse examiner）としての仕事、市町のパパママクラス、産後ケア訪問、養育支援《しえん》訪問、新生児訪問、育児のクラス、ショッピングセンターでの育児相談です。このなかから、私の仕事の一部を紹介《しょうかい》します。

赤ちゃんがおっぱいを上手《じょうず》に吸わない

出産後、間もない母親から「赤ちゃんが、おっぱいをうまく吸わない。おっぱいを搾《しぼ》ってもほとんど出ない。マッサージを受けたい」と電話があり、母親は赤ちゃんを連れて来院しました。出産後の女性の多くは、赤ちゃんを母乳で育てたいと思っています。おっぱいマッサージも含《ふく》め、体に優しくふれ、妊娠中《にんしんちゅう》や出産のようすを聞いていきます。出産体験をどう受け止めているかはその後の育児にも影響《えいきょう》します。

マッサージでおっぱいを少し柔《やわ》らかくし、体と心の緊張《きんちょう》もほぐします。赤ちゃんとお母さんの体を寄《よ》り添《そ》わせ、母親のおっぱいと赤ちゃんの口の位置を合わせて、優しく話しかけながら、吸うための反射行動をじっと待ちます。赤ちゃんはおっぱいの匂《にお》いを感じながら、手で探り、吸っては離《はな》す、をくり返しながら自分の力で上手に吸い始めます。

上手に吸えていることを感じた母親は、赤ちゃんの体を優しくなでながら「上手《じょうず》、上手《じょうず》」とうれしそうです。授乳がうまくいくと、子どもを愛おしいと思う気持ちが高まり、子育てに自信が湧《わ》いてきます。赤ちゃんの生きる力と母親の子育ての力を信じて寄《よ》り添《そ》える助産師でありたいと思った瞬間《しゅんかん》です。

父親も育児休暇《きゅうか》を取得

ある夫婦とは、一人目の子どもが生まれて3カ月ごろからのつきあいです。私が担当した祖父母向けの「孫育て講座」を受講した祖父からの紹介《しょうかい》が、最初の出会いでした。一人目の出産後に母乳育児で悩《なや》んだ経験から、二人目は安心して母乳育児を続けたい、産後の体を大切にして過ごす方法を知りたいと希望して、出産後8日目に訪問の依頼《いらい》がありました。

父親は「産後の女性は家にいてのんびりできていいな」と思っていたそうです。しかし、一人目出産の時に育児休暇《きゅうか》を1カ月間取得して家事、育児を経験すると、その考えは大きく変わりました。

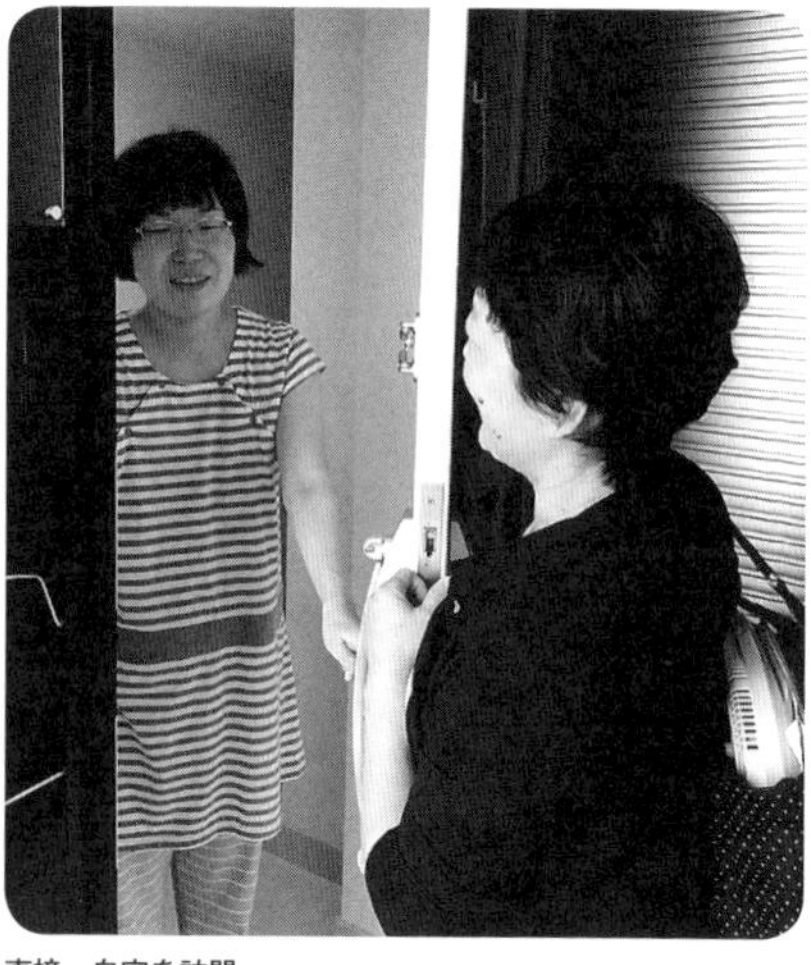
直接、自宅を訪問

仕事は慣れているし、就業時間には終わりがあります。そして、職場は話せばわかる大人の世界です。ところが、赤ちゃんは昼夜を問わず泣くことで要求を伝えます。おっぱいやミルクを飲ませ、おむつを替《か》えても泣く赤ちゃんを前にすると、どうしたらいいのかと不安な気持ちにもなります。夜も2〜3時間ごとに赤ちゃんの世話があり、体力的にもきつく、父親は疲《つか》れから口内炎《こうないえん》がなかなか治らなかったと言います。一人目の時の経験から、1カ月の休暇《きゅうか》では短かったと感じて、今回は3カ月の育児休暇《きゅうか》を取得しました。父親が育児や家事に積極的なことは、母親にとってもうれしいことで、子どもの成長や夫婦関係にも良い影響《えいきょう》を及《およ》ぼします。

今回は夫婦にとっても二人目の育児で余裕《よゆう》の表情です。しかし、上の子が赤ちゃん返りをするなど、手がかかります。産後の過ごし方や赤ちゃんのことだけでなく、上の子への接し方もアドバイスします。よく泣いていた一人目が、今度はお兄ちゃんです。家族が増え、子育てを通しておたがいの絆《きずな》を深め、夫婦が父母として成長していく姿に出会えることは、助産師としてこのうえない喜びです。

熱が出ておっぱいが痛い

「産後2カ月、急に38度5分の熱が出て、おっぱいが痛い、授乳がつらい。おっぱいを診《み》てほしい」と母親から家庭訪問の依頼《いらい》がありました。産後に手助けしてくれる実母のいる実家から、遠く離《はな》れた自宅に戻《もど》ってきて1週間後のことでした。家事と育児の援助者《えんじょしゃ》が父親だけになり、日中は赤ちゃんと母親だけです。生活のペースが変わり、睡眠《すいみん》不足と緊張《きんちょう》もあり、おっぱいの調子を崩《くず》したようです。おっぱいマッサージをし、赤ちゃんが飲みとれずに硬《かた》くなった部分の乳汁《にゅうじゅう》を排出《はいしゅつ》します。おっぱいを少し冷やして体を休め、父親にはできるだけ早く仕事から帰ってきてもらい、家事や育児のサポートをしてもらえるように頼《たの》みました。父親が早く帰宅できることがわ

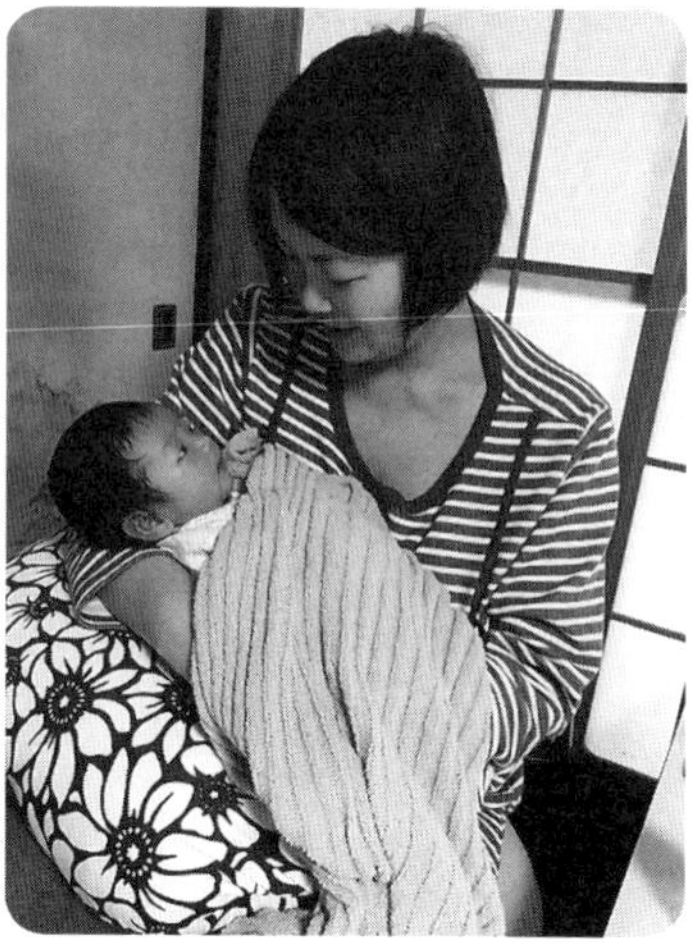

自宅でリラックスして育児相談ができます

かると、つらくて不安そうな母親の顔がほっとした表情に変わりました。休息と授乳ができたことで、翌日には熱も下がり、おっぱいの症状《しょうじょう》も良くなっていました。

小さい子どもを育てることは想像以上に神経を使います。母親のがんばりに共感し、母と子が添《そ》い寝《ね》しながら授乳するなど、体を休めながら生活できる方法を伝えます。家庭訪問は、母子を取り巻く家族のようすがよくわかり、生活に合わせたきめ細かなサポートができるのでやりがいがあります。

ショッピングセンターでの育児相談

ショッピングセンター内にある育児用品売り場の一角で、週に1回、午後4時間、妊《にん》娠《しん》・出産・育児などの相談に乗っています。無料で対応し、子どもの身長、体重測定も行い、育児に関するさまざまなパンフレットも配布しています。

生後3カ月の赤ちゃんを連れた母親が「母乳やミルクは足りているのか、体重は増えているのかが心配。おっぱいにはメーターがついていないので、どれくらい飲んだかわからない」と相談に来ました。授乳や赤ちゃんのようす、母親の体調、その他の困りごとを聞き、赤ちゃんの体重測定をします。体重の増加は順調なことを確認し、母子健康手帳に記入します。授乳量は十分で、赤ちゃんの発育も良いので、この調子でいきましょう、と伝えると安心したようす。核家族《かく》が多くなった今、祖父母などからの子育てのアドバイスより、インターネット情報に頼《たよ》る人が多くなり、情報にふり回されている一面もうかがえます。いちばん気になるのは体重の数字、という母親も多く、育児に慣れるまでは、赤ちゃんのいきいきとしたようすや笑顔《えがお》も含《ふく》め、全体を見るということは難しいようです。

買い物ついでに立ち寄れる場所といった気軽さもあるのかもしれません。子どもの発育が気になる、孤立《こりつ》した育児で精神的に弱っている、夫婦関係に悩《なや》みがあるなど、育児相談からその他の相談に発展していくこともあります。内容によっては、相談者の了解《りょうかい》を得ながら保健センターにつないだり、より専門的な相談場所を紹介《しょうかい》することもあります

赤ちゃんが3カ月のころから1歳《さい》を過ぎるまで相談に来ていた母親が、いつしか育児の先輩《せんぱい》として、「ここ、なんでも相談できるからいいよ!」と言って後輩《こうはい》ママを連れてきてくれました。助産師冥利《みょうり》に尽《つ》きる出会いです。専門家としての視点を大切にしながら、「だいじょうぶ!その調子で」と産み育てる女性と家族に寄《よ》り添《そ》える助産師であり続けたいと思います。

ミニドキュメント2　産後ケアにかかわる助産師

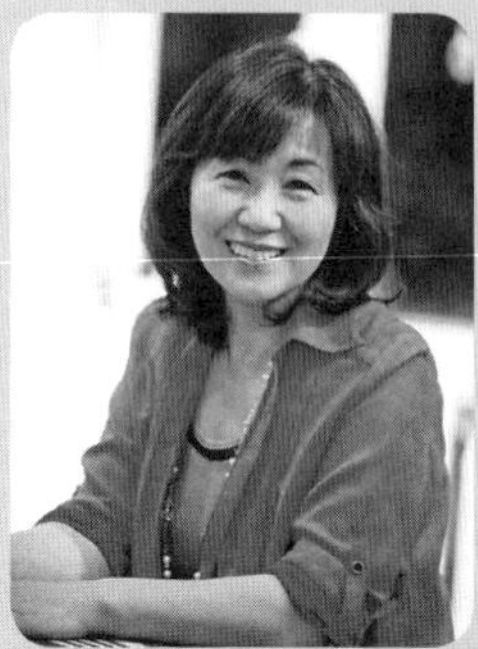

寄稿者提供（以下同）

女性にとっていちばんの味方でありたい

助産院《じょさんいん》エ・ク・ボ　髙室典子《たかむろのりこ》さん

開業助産師をめざす

「あなたの生まれた日は、私のそれまでの人生のなかでいちばん幸せな日だった」という母の言葉に、女性にとって、そんないちばん幸せな日を応援《おうえん》したいと思い、助産師（当時は助産婦）を志しました。

開業権は助産師の特権のひとつです。開業届けを地元、北海道札幌《ほっかいどうさっぽろ》市の保健所へ提出し、地域に根ざした活動をしようと決め、助産院「エ・ク・ボ」の看板を掲《かか》げたのは、１９９４年の秋のことでした。

「エ・ク・ボ」では、妊娠《にんしん》から分娩《ぶんべん》、そして産後ケアを行い、現在５人のスタッフがともに働いてくれています。スタッフ全員が、「すべての女性の味方に」をモットーに、「優しさと親切と笑顔で」の気持ちをもち、活動しています。

迷いながら助産師の世界へ

私の学んだ助産師学校は北海道《ほっかいどう》大学構内にありました。へこたれそうになると、あの「Boys be ambitious!（少年よ、大志をいだけ！）」で有名なクラーク博士の記念碑《きねんひ》を見上げ、何度もこの言葉に助けられ、明日への希望と勇気をもらったものです。

看護学生だった基礎《きそ》実習の3日目、糊《のり》がきいた白衣に身を包み、はじめての出産シーンと出会いました。今ふり返ると、どんな進行のお産だったのか、助産師がどんなケアや対応をしたのかも思い出せませんが、命の誕《たん》生《じょう》の瞬間《しゅんかん》に立ち会い、そのすばらしさに感動したことは、はっきりと覚えています。私の母が、まだ幼かった私に言った冒頭《ぼうとう》の言葉が、同時に頭の中をかけめぐり、涙《なみだ》があふれていました。「すてきな助産師になりたい」と思った日でした。

しかし、看護学校を卒業し、その後1年間、助産師科で勉強することは、当時の私にはとても長く思え、やがて夢《ゆめ》は断念という形でしぼんでいきました。

その後、私は看護師として大学病院の脳神経外科に勤務し、毎日死と直面しました。看護の現場にいるうちに「死」に慣れていく自分を感じました。そこで、あの看護学生時代に立ち会った、強いエネルギーを感じる生命の誕生《たんじょう》に立ち戻《もど》りたいと思い、助産師の道を再びめざしました。

出産と子育てでの戸惑《とまど》いから

私は、ありがたいことに、4人の娘《むすめ》を授かりました。最初の娘《むすめ》は、勤務していた産科病院で出産しました。「私は助産師なんだから出産も子育てもだいじょうぶ！」と思っていたところ、実際は「会陰《えいん》切開ってこんなに拍《はく》動《どう》をともなう痛みでつらいの？」「なんで赤ちゃんはこんなに泣くの？」と戸惑《とまど》うことばかり。面会人が帰った後に大泣きするわが子にお手上げな私に、先輩《せんぱい》助産師が声をかけてくれました。

「この子を守れるのは、お母さんしかいないんだよ」

私は、「はっ」としました。入院中、先輩《せんぱい》助産師は気付くと横にいて、私に寄《よ》り添《そ》っていてくれました。おかげで、安心して母としての自覚がめばえ、回復できたように思います。助産師には、子育てに自信がもてるような支援《しえん》もできることを教えられたのです。

その後、私は子育てのため、いったん家庭に入りました。すると施設《しせつ》の中では見えなかったものが見え始めました。長い育児期間のなかで、母親にとっては、最初の育児体験はとても重要なものです。それなのに、私たち助産師は、子育てに自信がもてるような指導をしていなかったことに気付かされたのです。

また、地域の母親たちとのふれあいを通し、母親が子育てを一人でかかえていることや、「もう子育てがいや！」などと言えない社会通念のなかで、誰にも相談できずに悶々《もんもん》と悩《なや》んでいることがわかりました。私も子育てのなかで感じた、こうした母親としての悩《なや》みをなんとかしたいと思いました。そこで、私のフロンティア精神がわき出してきました。

「地域のなかでちょっとした支えがあれば、母親たちは自分が本来もっている力を引き出して、自信をつけていけるんだ」と気付いてからは、もう病院には戻《もど》れませんでした。

産後ケアの必要性を感じて開業

開業を決意してからは、どんな経営をしていくかを考えました。お産だけを中心にする助産院ではなくて、幅広《はばひろ》く「妊娠《にんしん》・出産、そして産後も子育てまで」を支援《しえん》する助産院、というのが私の希望です。はたして、成り立つのかという課題もありました。でも、そんな不安よりも、目の前にいる、わが子を抱《だ》いて途方《とほう》に暮《く》れている母親たちを放ってはおけませんでした。

小さな赤ちゃんがいると外出がどれほど大

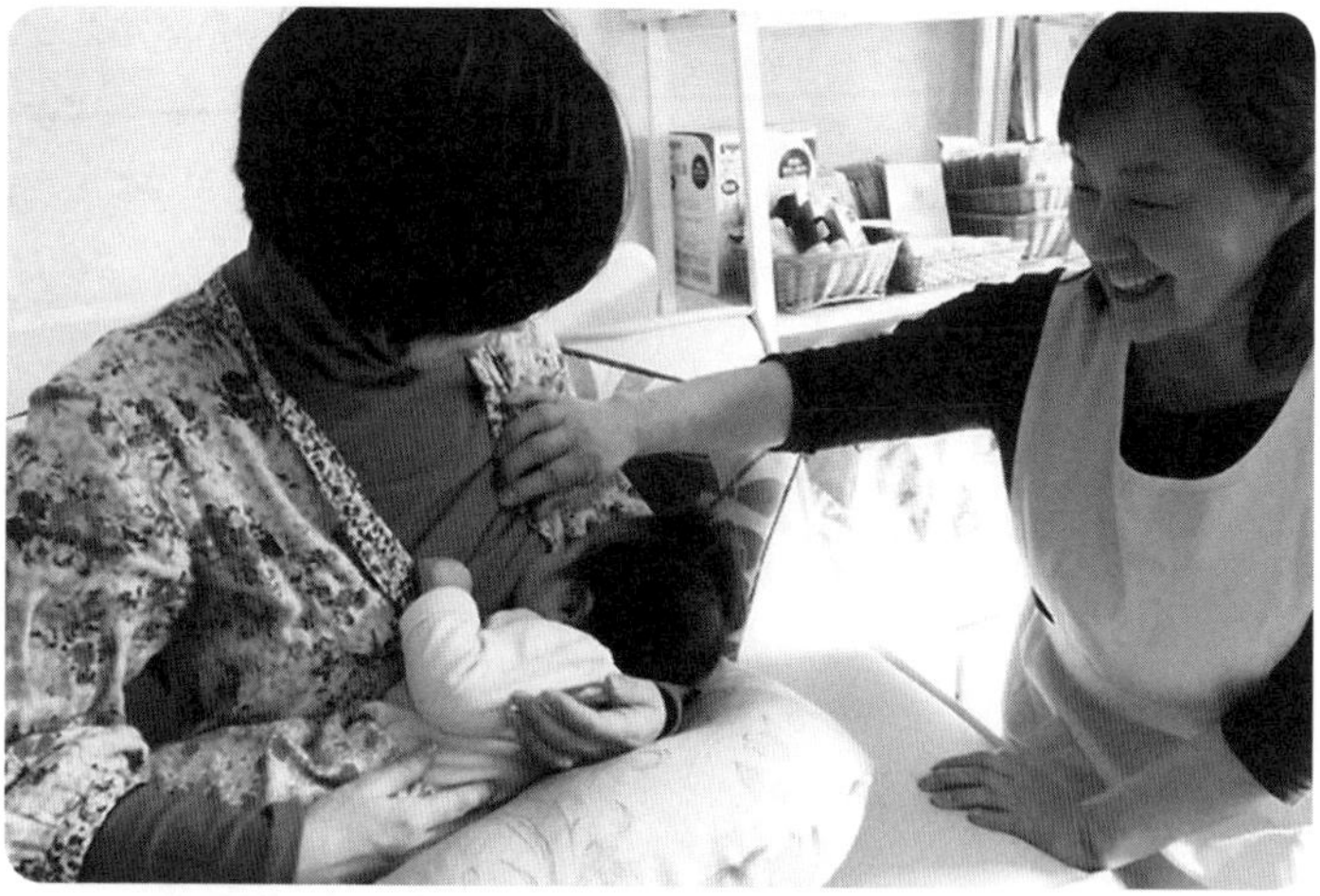

赤ちゃんのようすを見ながら、母親の体調もケア

変かは体験してわかっていたので、最初は出張開業の形態で働き始めました。名前は、母親に笑顔《えがお》になってもらいたい、という思いから「エ・ク・ボ」としました。医療《いりょう》と家庭をつなぎたい、という思いももっていました。

産後ケアの実際

「エ・ク・ボ」には、産後ケアの母子を受け入れる部屋《へや》が3床《しょう》あります。ホテルほど豪華《ごうか》ではありませんが、温かみを感じることができるように考えた部屋《へや》です。

産後ケアのプログラムやケアの内容は、各家庭や個人で異なります。宿泊型《しゅくはくがた》と日帰り型、訪問型があります。宿泊型《しゅくはくがた》では育児の方法や赤ちゃんとの生活の仕方を獲得《かくとく》していったり、日帰り型では少し赤ちゃんをみてもらって、ゆっくり休息をとったり。訪問型では、母親は自宅にいながら、要望に応じた対応ができます。

「家庭でのお風呂《ふろ》の入れ方がわからないので見ていてほしい」とお風呂《ふろ》を沸《わ》かして待っていてくれた母親、「今まで優等生でいたから、子育てでもいい母親でなければならない」と苦しむ母親、「とにかく3時間だけでも、続けて眠《ねむ》りたい」と訴《うった》える母親、「おっぱいを飲んでいる子どもの顔が幸せそう」とすてきな笑顔《えがお》を見せる母親。子育て中の私にとっても、学びが多くありました。

産後の支援《しえん》を中心に開業した当初は予想もしなかった、新米父親や新米祖父母からの相談も寄せられました。「孫が生まれるので最近の子育てを学びたい」と、5～6人の未来のおばあちゃんに囲まれ、矢継《やつ》ぎ早《ばや》の質問に汗《あせ》をかいたこともあります。

病院での入院日数の短縮化などで、自分の体の回復もままならないのに、赤ちゃんのお世話を一人でするのは、ほんとうに大変なことです。

都会では核《かく》家族（夫婦と未婚《みこん》の子どものみの家族）化が進み、夫婦二人だけで産後を過ごす家庭も多くあります。子育てが、家の中にこもりがちで外からは見えづらくなったようにも感じます。小さな命の誕生《たんじょう》を大切に思う気持ちは変化していないのに、どこかで歯車が狂《くる》ってしまったように思えました。母親自身が自分の力で判断し、自分の力で決断していける力を育てたいと思いました。

初心者マークの母親に、国全体で安心感を

産後ケアにかかわってみると、優しく大事にされるお産が、その後の子育てにも大きく影響《えいきょう》していることがわかりました。大事に思われていると母親自身が実感すること、そして安心して休めて、食事ができるということが、優しい母親の笑顔《えがお》につながるのです。

出産後は、母親の体は、大仕事を果たし、ぼろぼろになった、いわば重傷1カ月のような状態です。変化は体の中で起きているので、見た目には理解されにくく、産後すぐから始まる育児に奔走《ほんそう》することになります。

産後にわが子を愛おしい、大切にしたいと思えることがなければ、虐待《ぎゃくたい》やいじめも減ることはなく、出生率も伸《の》びないでしょう。自分が愛されて大事にされた体験が、次世代を大事にすることにもつながるのです。

子どもを産んだ母親への「産後ケア」は、とても大事な助産師としての仕事であり、社会全体が取り組む問題でもあるのです。

ミニドキュメント 3 「いのちの活動」をする助産師

学校で知ってほしい、性のこと

東京学芸大学教育学部《とうきょうがくげいだいがくきょういくがくぶ》
鈴木琴子《すずきことこ》さん

寄稿者提供（以下同）

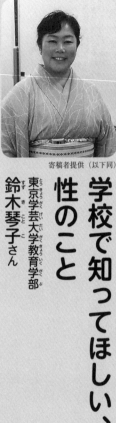

自分の体について知ってほしい

助産師は、直接出産にかかわるだけではなく、人が生きていくことに対しても支援《しえん》する役割を担っています。2006年に公益社団法人日本助産師会から公表された「助産師の声明」においては、助産師の活動についてつぎのように書かれています。

「助産師は母子のみならず、女性の生涯《しょうがい》における生と生殖《せいしょく》にかかわる健康相談や教育活動を通して家族や地域社会に広く貢献《こうけん》する」

このように助産師は、女性の健康を支えるという立場から思春期や更年期《こうねんき》への教育・相談にかかわる仕事も行うのです。

現在、私は大学で教員として働き、若い世代の人たちと話をしたり、健康についての相談に乗ったりする機会があります。話を聞いていると、身体の不調を訴《うった》える学生の多いこと、また「性」についての知識、たとえば月経の仕組みや避妊《ひにん》についてほとんど教えられないまま大学生になっていることに驚《おどろ》きました。また、大学生であれば、数年のうちには経験するかもしれない、妊娠《にんしん》・出産・育児を安心して迎《むか》えられるのだろうかという心配と、それらを無事に迎《むか》えてほしいと祈《いの》る気持ちにもなりました。

これから社会人として生きていく大学生に、自分の体のことについてきちんと知っておいてほしいと強く感じています。

小学校での「いのち」の授業

学校で「いのち」の教育をするようになったのは、そんな思いがきっかけでした。長女が小学4年生の時、学級担任と個人面談があり、そこで偶然《ぐうぜん》にもその話題となったのです。子どもたちに、もっと体のことや心のこと、命のことを知ってほしい、そんな授業ができればいいね、と担任の先生とのあいだで盛《も》り上《あ》がったのです。すぐに担任と二人で、誕《たん》生《じょう》から現在までの成長と性徴《せいちょう》（男女両性の示す特徴《とくちょう》）について、自分の生まれた時をふり返ることで命の大切さを考える、という内容の授業を考えて実施《じっし》させてもらいました。

赤ちゃんを模した人形を抱《だ》っこしたり、自分が子どもの時の写真を持ってこさせて、各自ボードに貼《は》りつけて、子どもがどのように成長するかを確認したりと、自分自身の成長と子どもとしての成長を理解したうえで、命を考える内容にしました。

このような偶然《ぐうぜん》ともいえるきっかけから、

翌年は同じく小学5年生への月経や射精といった「二次性徴《せいちょう》」についての話、また小学1年生への「いのちの誕生《たんじょう》」の話、と依頼《いらい》は増えていきました。

現在では、年によって変動はありますが、小学校・中学校・高校と合わせて、15〜20校ほどの学校で授業を実施《じっし》しています。

性の健康教室

ある中学校の視聴覚《しちょうかく》ルーム。「意外に重い」「落としそうで怖《こわ》い」「ちゃんと首を支えないとだめなんだよ」。そんな会話が教室のあちらこちらから聞こえてきます。3年生の生徒たちが、赤ちゃん人形を抱《だ》っこしているのです。この赤ちゃん人形は、赤ちゃんの入浴方法を勉強するためのもので、生まれたばかりの新生児とほぼ同じ大きさ、重さで、首

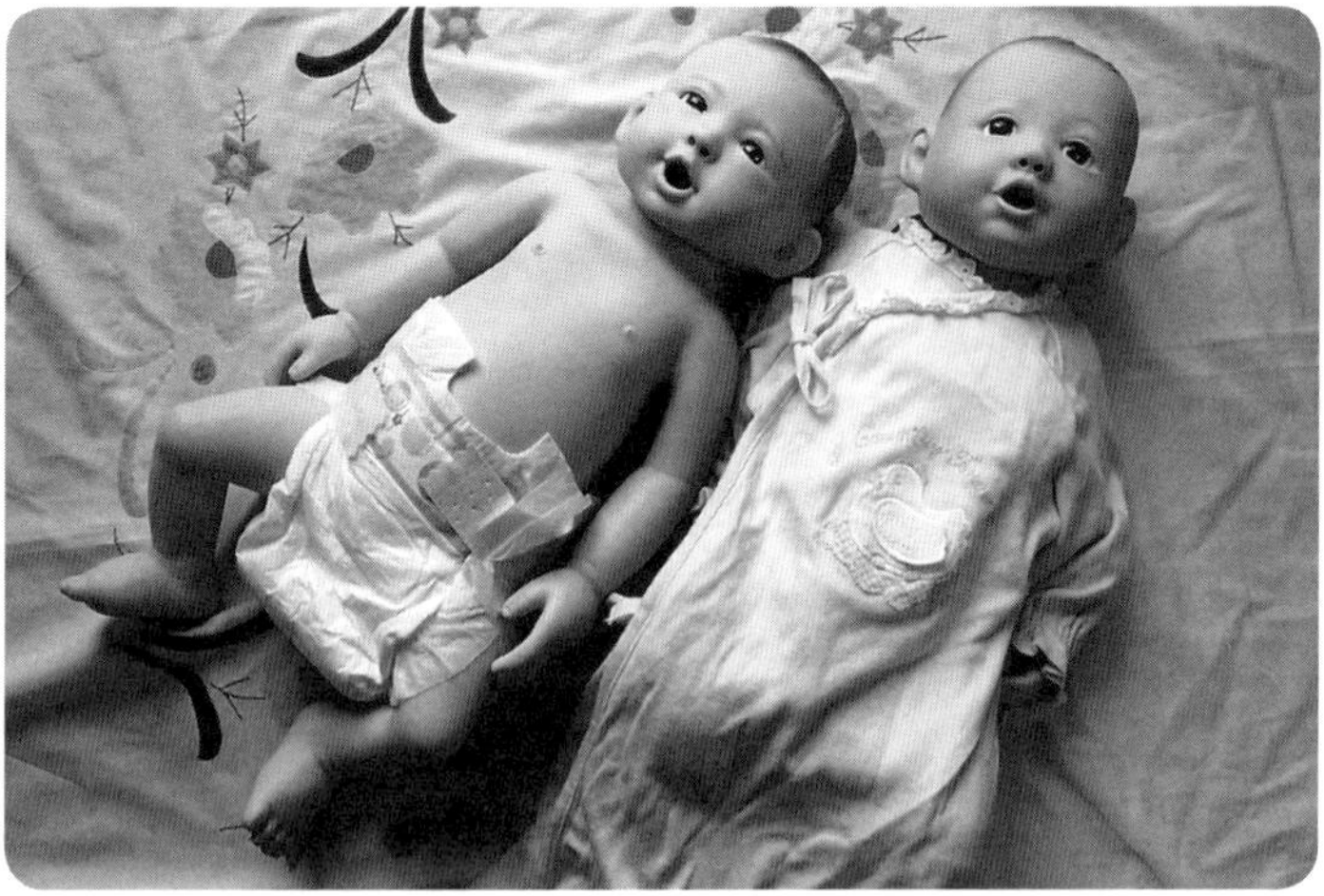

大きさや重さを新生児に似せて作った人形

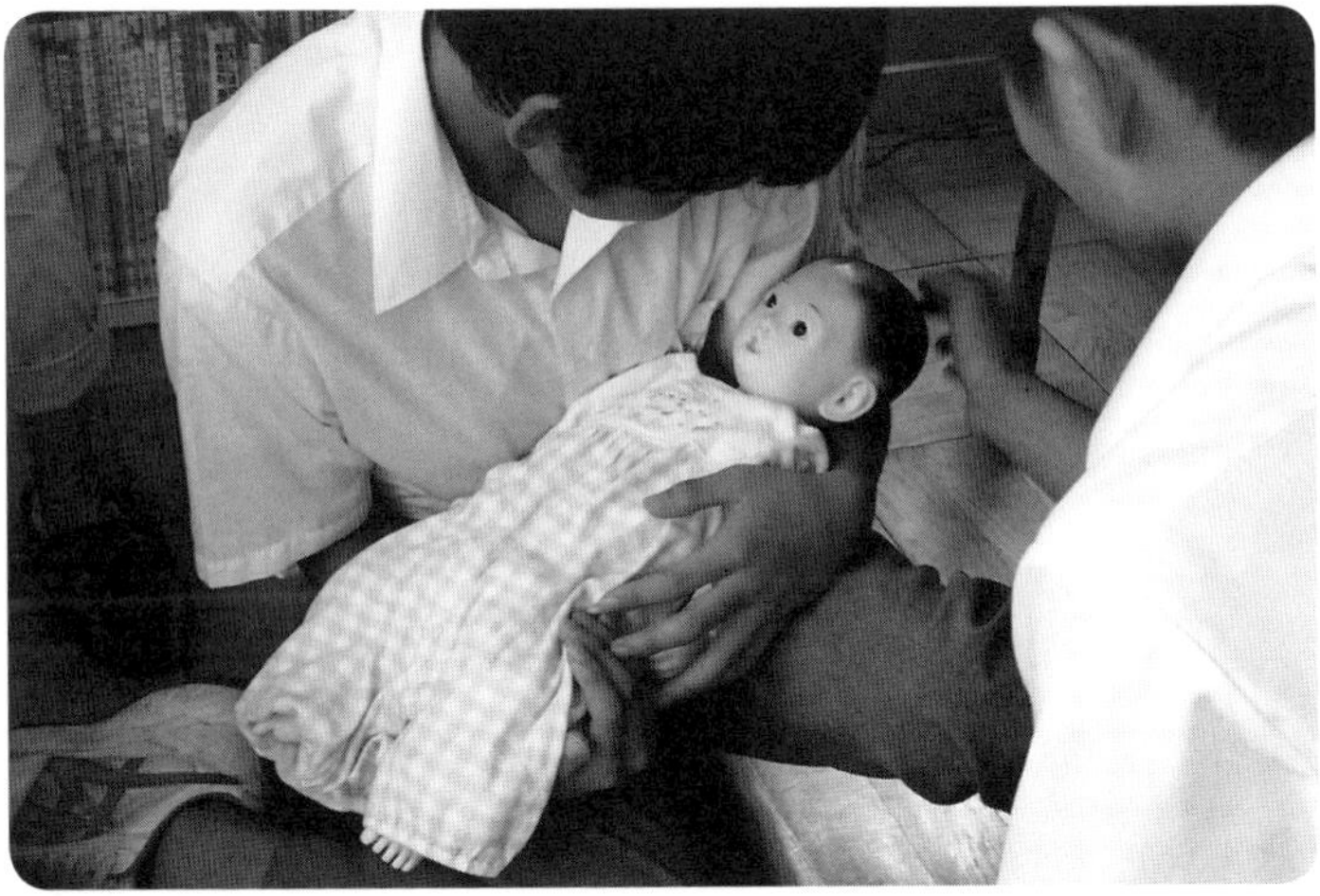

おそるおそる、赤ちゃんに模した人形を抱っこ

も座っていないなど本物に似せて作られています。

この中学校では、13年前から学年別に「性の健康教室」として授業を行っています。1年生では、思春期の体と心の変化を中心に、将来のことを考える授業、2年生では性と生について考える授業、そして3年生では、命の誕生《たんじょう》（出産）について学んだあと、赤ちゃん人形を抱《だ》っこする時間を設けています。人形を抱《だ》っこする時には、保護者にも来校してもらい、赤ちゃんの抱《だ》き方《かた》などを教える手伝《てつだ》いをしてもらっています。このように年に1回、3年間を通して、生徒たちに「性のこと、いのちのこと」を伝えています。

3年生のある男子は、3回目の授業のあとにこんな感想を書いてくれました。

「出産のビデオを見て、3年間で教わったこ

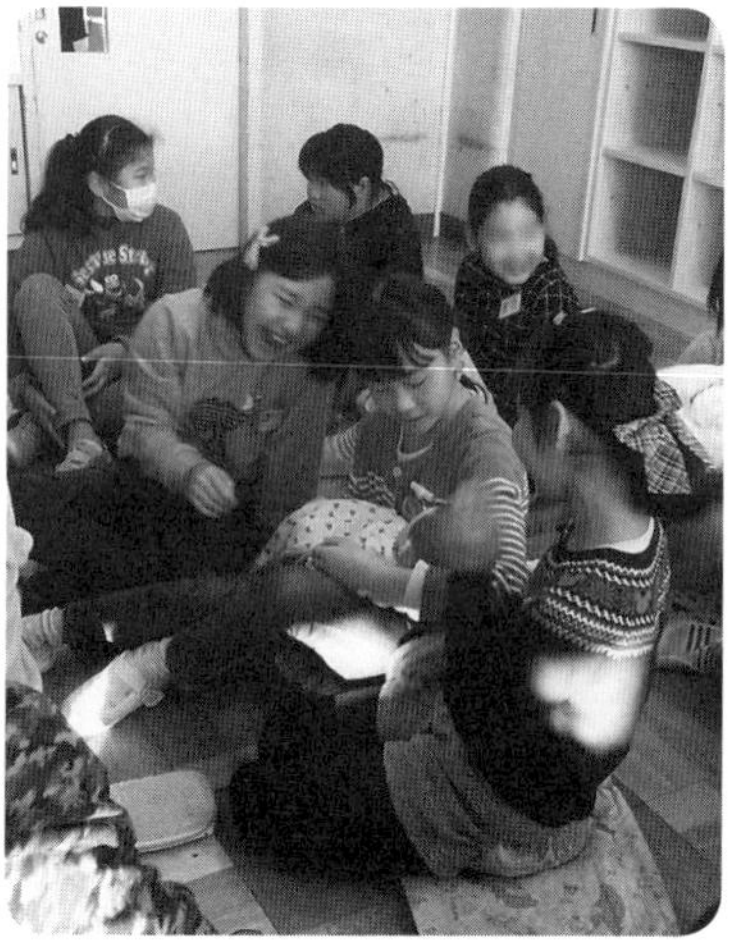
「小さいね」「つぎは私にも抱っこさせてね」

とがひとつにつながったような気がしました。生まれてくる意味、生きる意味、そして産む意味、最後に死を迎《むか》える意味。この意味をよく考えながら、生活していきたいと思います」

学年ごとに授業を行うことで、生徒の発達に合わせて話ができるという利点があり、話を聴《き》くほうと話すほうの双方《そうほう》に良い状況《じょうきょう》をつくっています。

このような授業をする時には、学校との事前の打ち合わせも欠かせません。学校教育には、学習指導要領という学年ごとに教える内容を統一している基準を示したものがあります。その要領やその学校の状況《じょうきょう》を確認してから、授業の内容をどのようにするかなどを事前に養護教諭《きょうゆ》や担当の先生と話し合い、その学校それぞれの事情にあわせた内容で授業を考えています。

助産師として、性の話をすること

地元の学校で授業を実施《じっし》する機会が多くなると、ふだんの生活のなかで、授業をした子どもたちに出会うことがあります。

ある時は、駅の改札《かいさつ》で「性のことを教えてくれた先生！」と、大きな声をかけられました。ふり向くと先月授業をしたばかりの男子たちが「今からプールに行くんだ」と笑顔《えがお》で話しかけてくれました。年に1回だけの授業ですが、顔を覚えてくれたのでしょう。細かいことは覚えていなくても、あの時に性の話を聞いたなあということを、おぼろげにでも記憶《きおく》していてもらえたことは、教える側にとって、これほどうれしいことはありません。

話したことが、少しでもそれぞれの「生きる力」になってもらえればいい、といつも願いながら授業をしています。

学校で「性のこと、いのちのことを教える」ということは、直接出産にかかわることではありませんが、将来、命を育むための体と心を支えていると考え、助産師の役割のひとつととらえています。

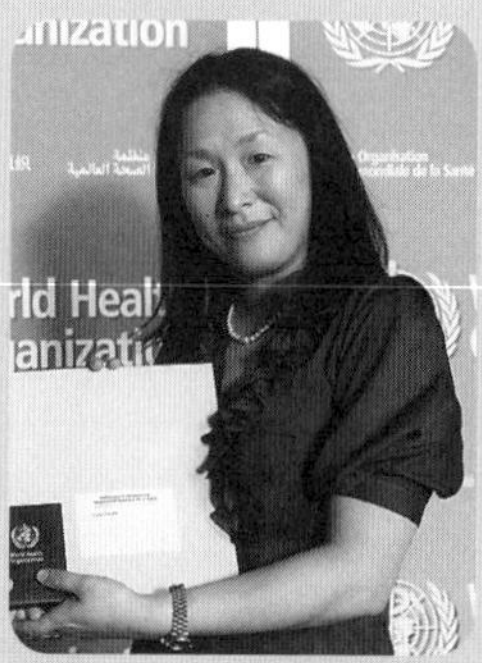

寄稿者提供（以下同）

ミニドキュメント 4 国際機関で働く助産師

日本とまったく異なる環境

世界保健機関《せかいほけんきかん》
渡辺《わたなべ》・カラン・知《とも》さん

アフガニスタンの出産環境《かんきょう》

妊娠《にんしん》・出産というのは人類にとって普遍《ふへん》な現象で、それゆえに助産師は人類でもっとも古い職業のひとつと言われています。

私は大学を卒業した後、東京《とうきょう》都内にある病院の産科棟《とう》で助産師として4年間働きました。朝から晩まで妊娠《にんしん》・出産・新生児のケアにたずさわり、日本の妊産褥期《にんさんじょくき》、新生児のケアについて多くのことを学びました。

ある日、看護新聞に載《の》っていた「国境なき医師団の人材募集《ぼしゅう》」という2行の広告を目にして、以前から関心のあった海外での医療《いりょう》援助活動の第一歩を踏《ふ》み出《だ》しました。

国境なき医師団の日本事務局での面接・登録、そして派遣要請《はけんようせい》・フランスでの派遣《はけん》前のブリーフィングなどを経て、最初に派遣《はけん》されたのはアフガニスタンでも特に貧しい山岳地《さんがく》帯といわれるバダフシャン州でした。

そこは病院もレストランもホテルも、上下水道も電気もないという場所でした。日本の妊娠《にんしん》・出産のケアに慣れていた私の目の前には、今までとはまったく異なるアフガニスタンの妊娠《にんしん》・出産事情が待っていたのです。

バダフシャンで暮《く》らす多くの女性は、家族の一員に出産の介助《かいじょ》をしてもらいます。妊《にん》娠《しん》・出産は自然なことで病気ではありません。しかし、何か異常があった時、出産を介助《かいじょ》する家族は、問題が起きている、ということに気付かず、また気付いたとしても、緊急《きんきゅう》事態に対応できる交通手段もないため、病院に行くことをあきらめてしまいます。または、病院やクリニックに連れていくとしても、かごに載《の》せて2～3日かけて運ばなければなりません。

バダフシャン州は九州と同じくらいの広さなのに、手術ができる病院は二つしかありません。しかも、道路状態は悪く、雨が降れば泥沼《どろぬま》、雪が降れば雪崩《なだれ》、街灯がないので夜は真っ暗になり、オオカミが出るという場所を、徒歩またはロバと馬に乗って行かなくてはならないのです。

私のいたクリニックには出産に対応できる設備がありませんでした。簡単な診察室《しんさつしつ》と処置室があるだけです。赤ちゃんを出産したり、帝王《ていおう》切開や輸血といった出産時の緊急《きんきゅう》処置に対しては、車で8時間かかる隣町《となりまち》の病院に運びます。

バダフシャン州は妊娠《にんしん》・出産中に亡くなる女性の数が飛びぬけて高い地域です。医療《いりょう》設備の整った病院なら防ぐことのできる原因で赤ちゃんや女性が亡くなっていきます。妊《にん》娠《しん》・出産は世界共通の現象なのに、それを取り巻く文化や習慣、そして可能な医療《いりょう》ケアは驚《おどろ》くほど違《ちが》っています。自分は何も知らなかった、ということを知ったのがアフガニスタンで学んだことでした。

国を越《こ》えて問題解決をめざす

アフガニスタンでの強烈《きょうれつ》な経験を糧《かて》に、私はイギリスにあるロンドン大学衛生熱帯医学大学院で、母子保健および、リプロダクティブ&セクシュアルヘルスリサーチ*を学び、妊《にん》産《さん》婦《ぷ》死亡軽減のための活動に、より深くかかわるようになりました。

人道危機とも呼ばれる事態が発生した時に、女性は二つの戦線に直面すると言われています。一つは地震《じしん》や戦争など危機状況《じょうきょう》の直接的な原因。もう一つは女性であるがゆえに直面する問題。避難所《ひなんじょ》または避難途中《ひなんとちゅう》での介助《かいじょ》のない出産、性暴力、家庭内暴力、そして望まない妊娠《にんしん》などがこれにあたります。国境なき医師団では地域や病院、キャンプでそのような女性のケアを実際に行ってきました。

その後、国連人口基金《こくれんじんこうききん》、および国連難民高《こくれんなんみんこう》等弁務官事務所《とうべんむかんじむしょ》（ＵＮＨＣＲ）で危機的状《じょう》況《きょうか》下にいる女性全体における必要なリプロダクティブ・ヘルス・ケアへのアクセスを改善するためにはどうしたらよいのか、という政策的事業および活動指針づくりにたずさわるようになりました。

たとえば地震《じしん》や戦争で多くの避難《ひなん》民《みん》が出た時に、現地の病院や援助《えんじょ》に入ったＮＧＯ（非政府組織）、現地の保健省と国連機関が協力

*リプロダクティブ&セクシュアルヘルスリサーチ　reproductive sexual health research. 生と生殖に関する健康についての政策関連を研究する手法。

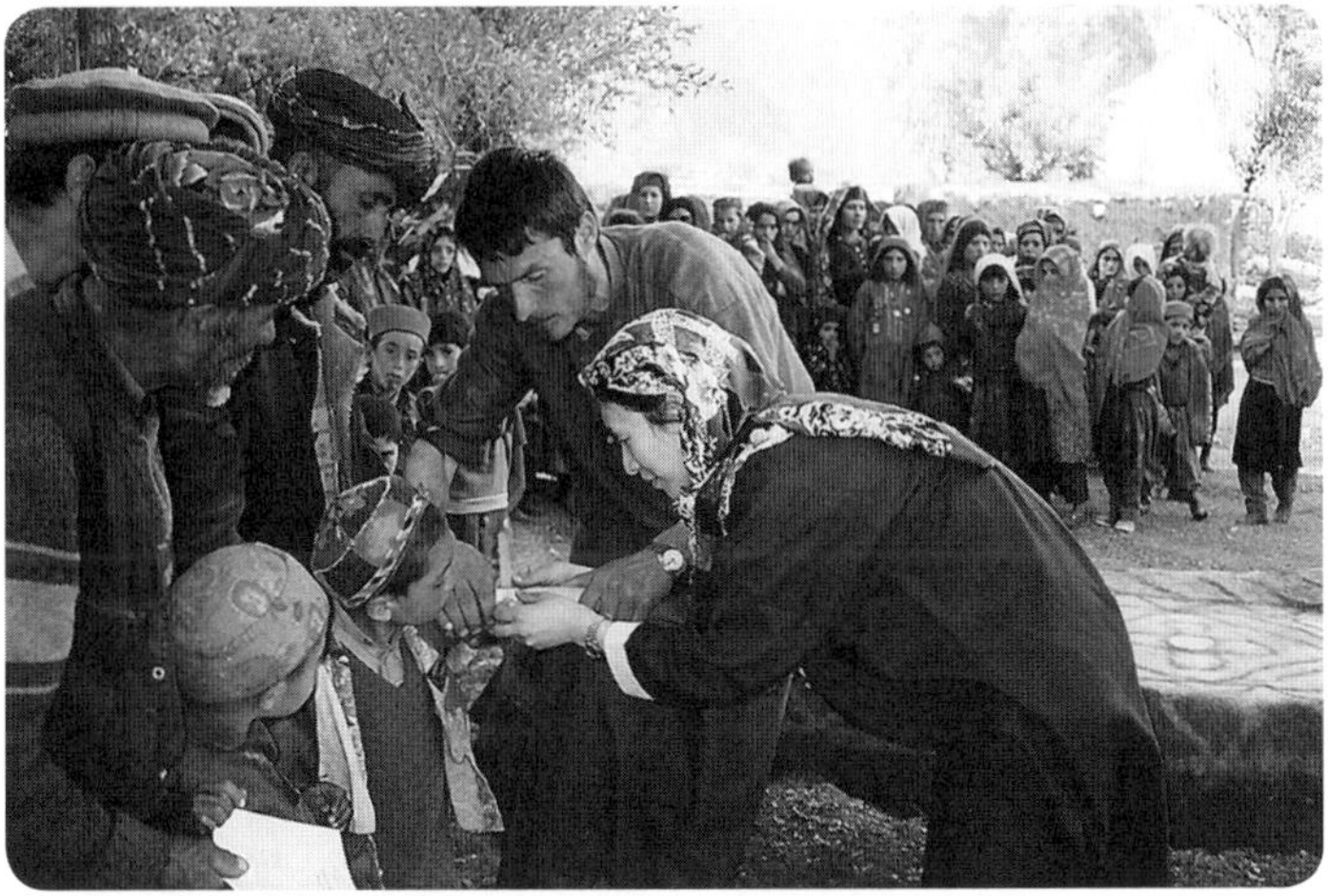

子どもの上腕周囲径を計測し、深刻な栄養失調状態になっていないかを調べます

して働けるように、リプロダクティブ・ヘルス・ケアに関する共通した目標を事前につくっておくのです。

私は主にほかの国連機関・NGO、大学との調整役をするようになりました。国連人口基金は女性の保健、UNHCRは難民保護(保健も含《ふく》む)、世界保健機関(WHO)は医《い》療《りょう》技術面での支援《しえん》などをめざします。多機関が、人道危機下でのリプロダクティブ・ヘルスというひとつのテーマを巡《めぐ》って協力をしながら活動指針をつくり上げていく過程はたいへん興味深いものでした。

同僚《どうりょう》は医師・助産師・教師・ジェンダー研究者・弁護士・人類学者などのさまざまな背景の出身者で構成されています。リプロダクティブ・ヘルスという事例が、単に医療者《いりょうしゃ》のみで語られるべきではないということがわかるでしょう。

助産師という仕事の幅《はば》広《ひろ》さ

「WHOには医師が多すぎる！　助産師は二人しかいないのに！」というのは新しくMaternal, Newborn, Child and Adolescent Health（日本語で仮に訳すとしたら、母子・思春期保健という意味になります）部長に就任したアンソニー・コステロ氏の言葉です。２０１６年10月、ＷＨＯで「助産師の声と現実」という、世界93カ国の助産師からの情報を元に職業としての助産師についての報告書が発表されました。妊産婦《にんさんぷ》ケアにおいて、女性の背景や文化の違《ちが》いに考慮《こうりょ》した人間的なケアをすべき、と注目が集まり始めたのです。

医療者《いりょうしゃ》の妊産婦《にんさんぷ》への差別・侮辱《ぶじょく》は残念ながらめずらしくなく、多くの女性の足を病院から遠のかせています。一方、助産師ケアの大前提である、女性に寄《よ》り添《そ》ったきめの細かいケアは、安全だけではなく女性に満足感をもたらします。

医学的なガイドライン作成ばかりに集中していたことを反省し、助産師という職業を正面切って取り上げていこうというＷＨＯの意志の表れが、前述のコステロ氏の言葉だと言えます。

助産師は妊娠《にんしん》・出産のみならず、女性の人生を、女性を通して家族に語りかけていく職業です。働く場所は実に多彩《たさい》です。15年前の私は、日本の病院で新しい家族の一員をこの世に迎《むか》える介助《かいじょ》をしていました。10年前は、アフガニスタンの片隅《かたすみ》で女児を出産した17歳《さい》の女性に向かって、男児を産むまでどんどん出産すべきだ、と言った伝統的産婆《さんば》と、とことん話し合いました。５年前は、国連人口基金で医療者《いりょうしゃ》向けのトレーニング課程を作成していました。２０１５年、エボラ出血熱の＊アウトブレイクコントロールのため、援軍《えんぐん》の一人としてＷＨＯに足を踏《ふ》み入《い》れました。

大学卒業時は、海外でも働けるから、と深く考えずに助産師の就職を選択《せんたく》しましたが、年を重ねるごとに若い時には見えなかった、この職業の深さと幅《はば》の広がりが見えてきました。10年後、20年後にはどんな学びがあるのか、想像してわくわくできるのが助産師という仕事なのだと思います。

＊**アウトブレイクコントロール**　疾病の流行拡大を制御すること。

働く場所や就業形態によって収入はさまざま

柔軟《じゅうなん》に選択《せんたく》できる働き方

助産師の生活と収入については、施設《しせつ》の形態や働く時間帯などによってさまざまです。また、正規の職員、非常勤・パートなど就業形態によっても変わってきます。自分の希望に合わせて、柔軟《じゅうなん》な働き方ができる職業ともいえるでしょう。

病院・診療所《しんりょうじょ》など医療《いりょう》施設《しせつ》で働く

助産師の1日と1カ月（66ページ参照）でも紹介《しょうかい》しましたが、病院や診療所《しんりょうじょ》で働く助産師の勤務体系は、その病院のシステムによってさまざまです。病院は、24時間ずっと活動している場所であるため、24時間を2交代や3交代で受け持つシフト制で働くことになります。交代時には担当する妊産婦《にんさんぷ》さんやお母さん、赤ちゃんの状態をつぎのシフトの助産師に伝えて、どの助産師が担当しても同じように対応できるようにしています。シフトの時間は、病院によっても変わりますが、2交代の場合はだいたい日勤で朝8時から午後5時ぐらいまで、夜勤は午後4時から翌日の朝9時ぐらいまでです。3交代になると日勤は朝8時から午後5時、準夜勤が午後4時ぐらいから夜中12時ぐらいまで、深夜勤は午前0時から午前9時ぐらいまでというような勤務時間となります。助産所で働く場合も同じく交代勤務となります。

医療施設《いりょうしせつ》で働く場合の収入も病院の形態によってさまざまです。一例として4年制大学を卒業し、国家公務員として国立病院で働く場合を紹介《しょうかい》すると、初任給で約20万円となっています。経験を積むことで、勤務年数とともに給与《きゅうよ》は上がっていきます。

保健所・保健センターなどの公的施設《しせつ》で働く

保健所・保健センターで働く場合は、基本的に地方公務員として勤務することになります。そのため、各自治体の採用試験を受ける必要があります。勤務時間は、基本的に朝8時30分から午後5時という形態です。給与《きゅうよ》は、勤務している自治体の俸給《ほうきゅう》体系に沿って支給されます。

開業して働く

開業して働く助産師の収入は、分娩《ぶんべん》を取《と》り扱《あつか》う場合と、分娩《ぶんべん》は取《と》り扱《あつか》わずに母乳育児支《し》援《えん》を中心に行っている場合などでは、まったく異なります。

分娩《ぶんべん》を取《と》り扱《あつか》う場合は、助産所として入院施設《しせつ》をもって分娩《ぶんべん》を介助《かいじょ》する方法と、入院施《し》設《せつ》はもたずに、助産師が産婦さんの自宅に行き分娩《ぶんべん》を介助《かいじょ》するという（出張開業といいます）二つの方法があります。どちらにしても、出産はいつ起こるかわかりませんので24時間体制での対応になり、出産が始まれば、何よりも優先して助産の仕事をすることになります。もちろん、すべてを一人で対応するのではなく、何人かの助産師でいっしょに分娩《ぶんべん》介助《かいじょ》を行うことが一般的《いっぱんてき》です。1回の出産にかかる費用は、平均で約40万円から50万円です。開業しての収入は、取《と》り扱《あつか》う分娩数《ぶんべんすう》などによります。

母乳育児支援《しえん》や新生児訪問などの地域で活動する場合の収入は、その支援《しえん》内容によってさまざまです。たとえば、母乳育児支援《しえん》のひとつに、おっぱいのケアがありますが、これも助産師によって設定している料金体系はさまざまです。一例をあげると、1件あたり（30〜60分）平均して、3500〜5000円という料金が多いようです。収入としては、1件あたりの料金×件数ということになります。また、新生児訪問は、市区町村などの自治体との提携《ていけい》により訪問する場合、その自治体が提示する料金となり、3000～8000円と、地域によって幅《はば》があります。

海外で働く

海外で働く場合、多いのは、国連や国内外のNGOなどのスタッフとして働くというケースです。主に紛争《ふんそう》地域や災害現場、発展途《と》上《じょう》国《こく》など、日本での生活環境《かんきょう》や文化が大きく異なる地域での活動が求められます。日本ではほとんど見られなくなった感染症《かんせんしょう》などもあり、それらに罹患《りかん》することもあります。そのため、環境《かんきょう》への柔軟《じゅうなん》な対応力や体力が必須《ひっす》です。収入については、一概《いちがい》にはいえませんが、正規職員として給料制で派遣《はけん》されたり、現地手当のみであったり、生活費用については自分で用意することを前提とされているなど、いろ

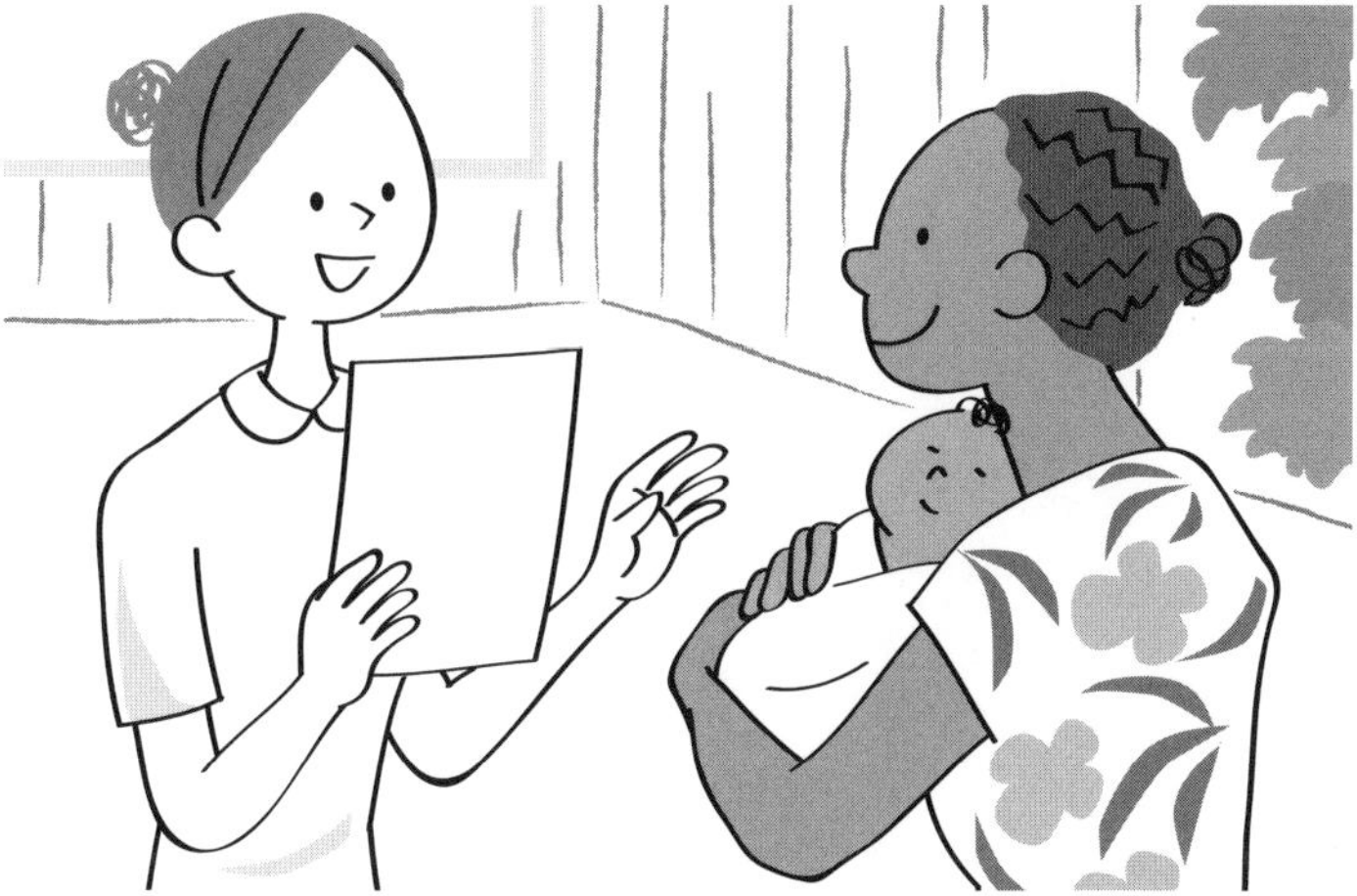

いろな形態となっています。

健康管理、知識と技術の向上が不可欠

どんな仕事にも同じことがいえますが、仕事の時間と自分の時間を分けて考えるワークライフバランス（仕事と生活の調和）を図ることはとても重要です。そういった意味では、助産師は専門職として安定しているといえます。たとえば、病院などでシフト制で働く場合、余暇《よか》を利用して、旅行や趣味《しゅみ》の時間をもつことも可能です。自分のライフスタイルに合わせて、自分らしく仕事ができる職業であるといえます。また、どうしても一度退職しなければならなくなったとしても、資格をもっているので再就職をするということも可能です。一生働き続けることができる専門職といえるでしょう。

助産師として働くための必要事項《じこう》のひとつは、健康であることです。医療職《いりょうしょく》という立場からも自分の健康管理は不可欠になります。医療《いりょう》現場で働くさいには、自身が感染症《かんせんしょう》などに罹患《りかん》する危険性もあります。そのため、常に体調管理をし、体力を保つ必要があります。

二つめは、専門職として、常に新しいことを吸収するという姿勢をもち続けるということです。科学技術の進歩・発展とともに医療《いりょう》も向上していきます。最新の医療《いりょう》について、

自分の知識・技術を更新《こうしん》し続けることが重要です。学会や研究会、研修会などに、積極的に参加する助産師も多くいます。助産師の学術集会には、日本助産学会《にほんじょさんがっかい》や日本助産師学会などがあり、毎年学術集会を開いています。世界の助産師で設立する「国際助産師連盟」という団体もあり、3年ごとに世界各地で学術集会が開かれます。ここには世界各国から助産師たちが参集し、自分たちの専門性を高める活動をしています。同じ職業をもつ仲間としての交流は、たとえ言葉が通じなくても、非常に楽しいことです。日頃《ひごろ》から、助産に関連した研究論文や学術雑誌、一般的《いっぱんてき》な雑誌、新聞などを購読《こうどく》し、知見を広げることも大切です。専門職は、免許《めんきょ》を取得してしまえば終わりという職業ではありません。常に新しい情報を手に入れて、自分の知識と技術を向上させていくことが肝要《かんよう》です。助産師でいる限り、生涯《しょうがい》学び続ける姿勢が重要です。

助産師をめざすみなさんは、今のうちからぜひ健康管理をすること、体力をつけること、学び続けるということを日頃《ひごろ》から意識してください。特に〝学ぶ〟ということについては、学校の勉強だけではなく、いろいろなジャンルの本を読む、すばらしい芸術にふれる、スポーツを楽しむ、旅行するなど、たくさんの方法があります。さまざまな経験を積み、自分自身の視野を広げることは、きっとみなさんの力になるでしょう。

（鈴木琴子）

助産師の将来性

助産に関する知識を学ぶだけでなく産むこと、育てることを支えていく

子どもが少なく、高齢者《こうれいしゃ》の多い現代社会

現在の日本は少子高齢化《こうれいか》社会となっています。生まれる子どもの数が少なくなっていく一方で、平均寿命《じゅみょう》は延び、全人口のなかで高齢者《こうれいしゃ》の割合が多くなっています。特に２０１６年には、１年間の出生数が１００万人を下回りました。これは、明治に人口統計を取り始めてから、はじめてのことです。１９６５（昭和40）〜１９７５（昭和50）年ごろには２００万人が生まれていたことを考えると、約50年間で半分の数となりました。

このような状況《じょうきょう》では、出産や育児を支えるという母子保健活動をする必要はなくなり、助産という仕事の需要も減少するのでしょうか。いいえ、そんなことはありません。

子どもを産むこと、子どもを育てることは、どんな時代でもどんな環境《かんきょう》でもかならず行

われています。現代の日本における家族の特徴《とくちょう》として多く見られるのは、夫婦と未婚《みこん》の子どものみの家族である、核《かく》家族という形態です。子どもが少ないことで、子ども自身もまた、小さい子を世話するなどの経験がないまま大人になり、自分の子どもをもつという人も多くなっています。

また、現在社会は、子どもを育てる環境《かんきょう》として良い状態であるとはいいがたくなっています。日々、児童虐待《ぎゃくたい》や待機児童（子育て中の親が子どもを保育園に預けたくても、空きがなく、入所できない状態にある児童のこと）の問題などが新聞やテレビなどのマスコミでも大きく取り上げられています。さらには、働く女性が増えた今、仕事と妊娠《にんしん》・出産との両立も大きな課題となっています。ある意味では、子どもを産み育てていくことが厳しくなっているともいえるかもしれません。

これからの助産師に求められること

このような社会状況《じょうきょう》では、子どもを育てることについて、その方法がわからないため自信がもてなかったり、身近に相談する人がいないということも少なくありません。だからこそ、妊娠中《にんしんちゅう》の女性や子どもを産んだ女性、生まれたばかりの赤ちゃんの身近にいて、寄《よ》り添《そ》いながら支援《しえん》をすることができる助産師の専門性には、多くの期待が寄せられてい

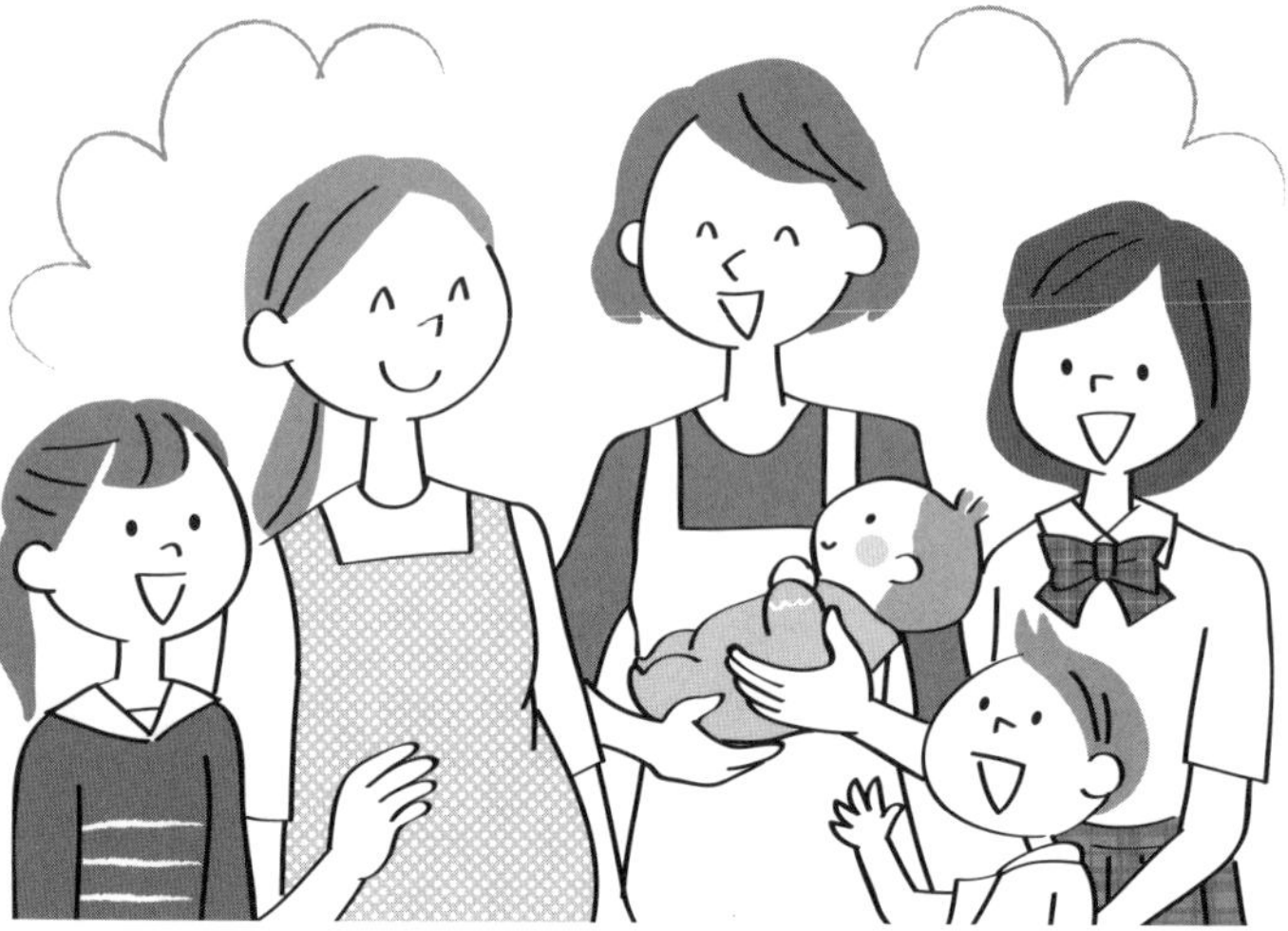

ます。
　現代社会は、多様なライフスタイルで生きていける反面、変化が激《はげ》しく、一世代前の経験がつぎの世代には通用しないこともあります。人間としての特性には「子どもを産む」という単に生物としての行為《こうい》だけではなく、社会にかかわりながら「子どもを育てていく」という側面もあります。出産・子育てという行為《こうい》が、今の社会において難しいと感じられるのは、このことに一因があるかもしれません。そのために、「広がる活動」のところでも説明しましたが、医療《いりょう》施設、保健センター、地域での開業など助産師の活動はいろいろな場所で行われ、〝産むこと、育てること〟を支える必要があるのです。そして、母子の両方を対象としている助産師の仕事は、子育て支援《しえん》においてはますます重

要な役割を担っていくことでしょう。

そのため、助産師をめざそうと考えているみなさんは、助産に直接関連する医学や看護学、助産学を学ぶだけではなく、社会や歴史、世界の動向など、人びとが暮《く》らすということについて興味をもち、理解をしておいてください。さらには、自分自身のこととして〝生活すること〟〝生きるということ〟とはどういうことなのかを考えておいてください。なぜなら、助産師の役割は、単に分娩《ぶんべん》を介助《かいじょ》して終わりではないからです。

助産師という仕事は、産む人を支え、生まれてくる新しい命に最初に出会い、その二つの命に寄《よ》り添《そ》うことです。どのような時代、場所、環境《かんきょう》であっても、大切な〝命〟を守り支える仕事は、大きな役割をもち、そしてとてもやりがいのある仕事であるといえます。

今後の私たちの社会は、ますます複雑なものになっていくでしょう。幅広《はばひろ》い知識と豊かな技術をもった助産師が増えていくことが、そのような社会を支える、ひとつの大きな力になっていくのです。

（鈴木琴子）

3章

なるにはコース

適性と心構え

命への畏敬の念、感謝の気持ちが大切

助産師に必要な「女性を尊敬する心」

助産師になるには、まず命が生まれるということに対する畏敬《いけい》（畏《おそ》れ敬う気持ち）と、命を産み出す女性を尊敬する心、そして妊娠《にんしん》や出産に感動する感受性を養うことが必要です。この三つはどれも重要ですが、特に大切に育んでほしいのが、「女性を尊敬する心」です。

出産とは、「赤ちゃんが生まれる」ことと、「女性が産む」ことという、二つの側面があります。出産の時にそばにいる助産師が、赤ちゃんが生まれることにばかり目がいき、「女性が産む」ことを重視せずに産む人の気持ちや身体を二の次にしたり、赤ちゃんのためにはお母さんが犠牲《ぎせい》になるのも仕方がないというような気持ちをどこかでもっていたりすると、母子双方《そうほう》にとっての幸せなお産のお手伝《てつだ》いはうまくできません。そもそも「女性が産む」、だから「赤ちゃんが生まれる」という出産の仕組みを考えても、まず女性を尊敬し大切にする心構えが、出産のお手伝《てつだ》いをする助産師にとって特に重要であることがわかるでしょう。

　これまで女性は、出産することを理由に、母として尊敬される一方で、家庭外では社会的に不利な立場に置かれることが少なくありませんでした。現代の日本でも、マタニティー・ハラスメント*などがあります。出産する人も出産しない人も、すべての人間が生まれてきたのですから、出産に無縁《むえん》な人などいないのです。だから、出産によって不利になる人がいる、という社会は間違《まちが》っています。すべての人が出産（自分が生まれた時）の経験者であり、どんな人にも自分の命を産んでくれた「命の恩人」がいます。

「女性を尊敬する心」とは、自分の命を産んでくれた恩人への感謝に基づく感情といえます。この感情は、自分の母親だけに向かうとは限りません。さまざまな事情で、母親に対して感謝や尊敬の思いをもてなくなる状況《じょうきょう》もあるものです。しかしそれでも、自分の命が生まれることに関連してくれた多くの人のなかに、無条件で産む人、生まれる人に尽《つ》くした人が必ず存在するのが、人間の社会なのです。

　助産師は、どのような出産の場面でも、出産の瞬間《しゅんかん》には、産んでくれてありがとう、生

＊マタニティー・ハラスメント　働く女性が、妊娠・出産や育児を理由に職場で嫌がらせを受けたり、解雇や退職を強いられるなどの不当な扱いを受けること。

まれてきてくれてありがとう、という気持ちで仕事をするものです。助産師になるには、このような人間としての感謝の心が基盤《きばん》になります。

出産にかかわることで心構えが育まれる

では、命への感謝の気持ちは、いつごろから育まれるのでしょうか。人によっては子どものころから、漠然《ばくぜん》とそのような感謝の気持ちを自然にもっている人もいるでしょう。しかし、そうでない人も、助産師教育機関に入学し、分娩介助《ぶんべんかいじょ》の実習をしているあいだに、そうした気持ちを育むことができます。出産の現場に立ち会うことで、ほんとうに助産師になる心構えが育まれるのです。あるいは、自分が生まれた時の話を聞いたり、想像したりしてみることも、助産師になる心構えを育てることにつながります。

そして、妊娠《にんしん》や出産、そして子どもを育てたり子どもが育っていくことについて、話が聞きたくなったり、もっと知ってみたい！　学びたい！　と感じるようになったら、あなたの「助産師になりたい」という心構えができつつあるといえるでしょう。

命が生まれることに対する畏敬《いけい》

自分や、ほかの人が生まれた時のことを想像したり思い出したりすると、どんな感じが

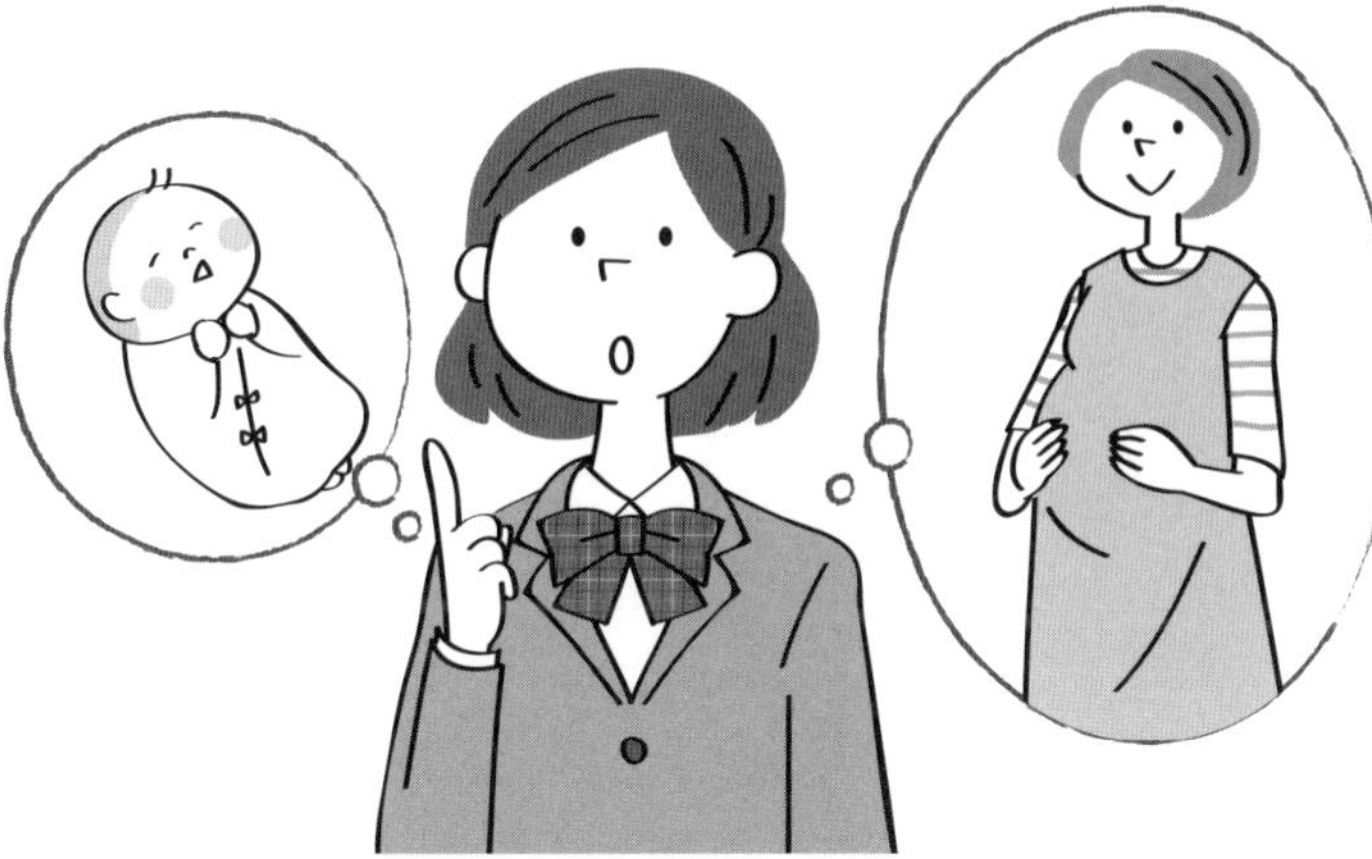

するでしょうか。なんとなく涙《なみだ》が出そうになったり、なんとも言葉で表現できない不思議な感覚になる人もいるかもしれません。どのように感じても、「これが自分の感覚だ」と自覚することが、助産師への第一歩です。命が生まれることに関して、ほかの誰《だれ》でもない自分自身の感覚をもつことは、やがてプロの助産師となって仕事をするうえで、感覚を研《と》ぎ澄《す》まして産婦を観察することや、出産という命がけの場面にかかわる覚悟《かくご》につながっていきます。

そして、妊娠《にんしん》・出産に対して感動する感受性があれば、その感動を与《あた》えてくれた相手（この場合は妊婦《にんぷ》や産婦）に対して、謙虚《けんきょ》な気持ちになれます。妊婦《にんぷ》や産婦に出会い、すなおに「すごい！」と思うことで、命を産みだす産婦を尊敬し、産む力に感動して、その力に畏《おそ》れと敬いの気持ちをもって援助《えんじょ》する姿勢がつくられていきます。

命が生まれるということに対し、自分だけの感覚をもつこと、そして、畏敬《いけい》という普遍的《ふへんてき》な感覚をともにもつことが、自分の「助産観」（助産師とは、お産の介助《かいじょ》とは、こうあるべきだという助産師としての考え）の原点になります。

命を大切にする

ここまで述べてきたように、助産師になる心構えは、実は助産師教育機関に入学する前からつくられ始めています。助産師教育機関で学ぶ内容は、次ページに述べるように幅広《はばひろ》いのですが、それは、助産師には出産だけでなく、思春期の性教育や子育て支援《しえん》など、いろいろな場面での活躍《かつやく》が期待されていることが関係しています。しかし、やはりなんといっても、助産師の本分は出産の介助《かいじょ》です。

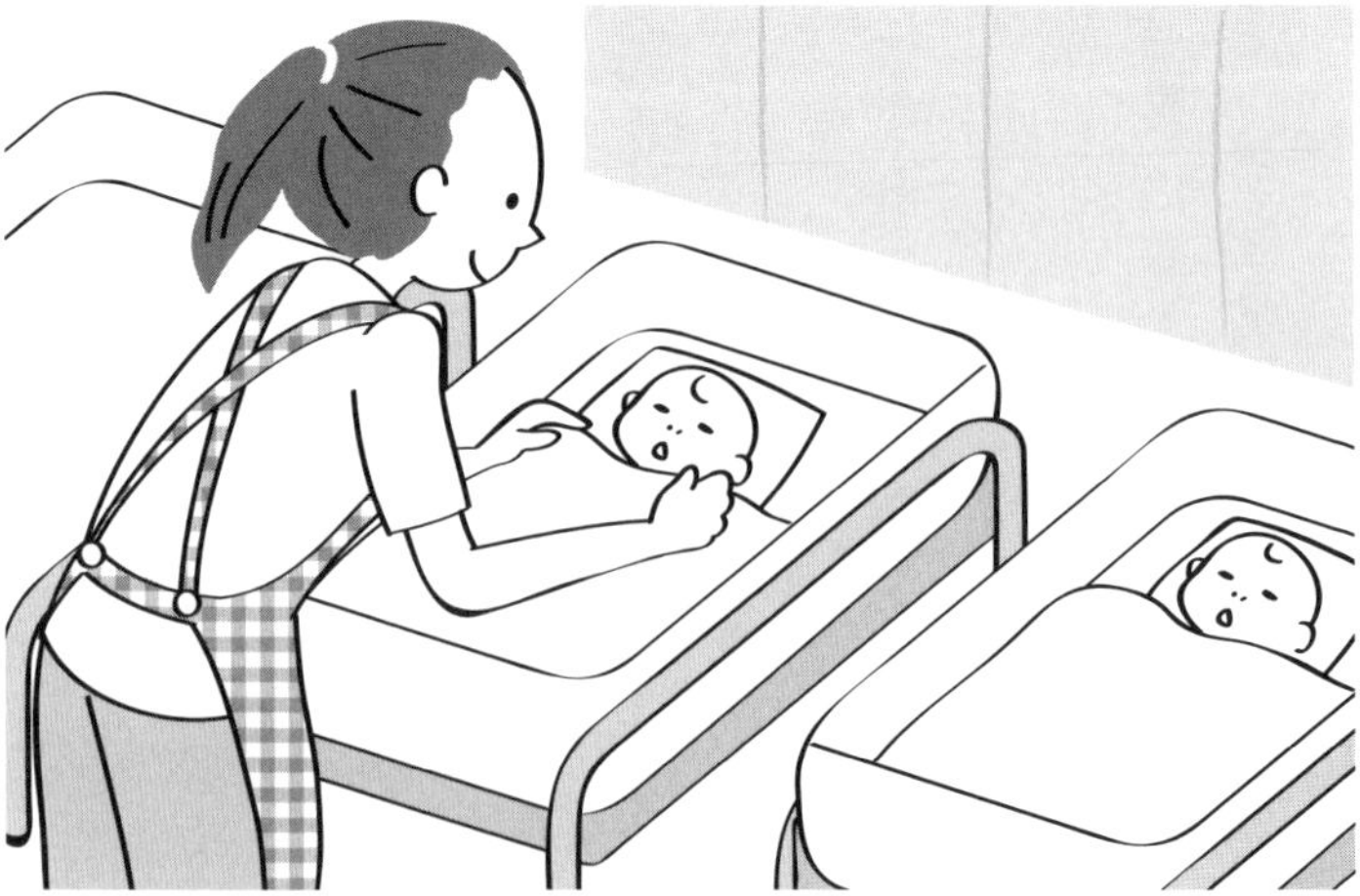

助産師教育機関でも、女性の人生全般《ぜんぱん》にわたる支援《しえん》ができるように幅広《はばひろ》い学習をする一方で、出産介助《かいじょ》ができるようになるため、多くの授業や実習に取り組みます。

出産にかかわる仕事をするからには、その仕事は24時間365日あります。すでにあなたが助産師になりたいと思い、この本を読んでいるのであれば、もう助産師になる心構えの芽は育っています。助産師をめざして助産師学校の学生となり、そして助産師になってからも、「助産の道」はずっと続いていくでしょう。そんな長い道を歩くあなただからこそ、あなた自身の「命」を大事にすることも、助産師になる適性の一つとして、心に留めておいてください。

「命」とは身体であり、身体を作る食事であり、睡眠《すいみん》であり、生活であり、また天命、すなわち自分の人生の役割を果たすことなのです。それらを大事にして、助産師になってください。

（大手前大学《おおてまえだいがく》　藤井《ふじい》ひろみ）

助産師の備えるべき知識を得るため講義と実習を行う

看護師国家試験の合格後に助産師教育機関へ進む

日本で助産師になるためには、看護師国家試験に合格していることが必要です。看護師国家試験受験資格が得られる学校で学んだあと、助産師教育機関に入学するか、助産師養成をしている4年制大学で、助産師国家試験受験に必要な科目を履修《りしゅう》すると、助産師国家試験受験資格が得られます。全国にどのような教育機関があるかは、*公益社団法人全国《ぜんこく》助《じょ》産《さん》師《し》教育《きょういく》協議《きょうぎ》会《かい》のホームページなどに掲載《けいさい》されています。

共通する教育内容

助産師教育機関には、大学、専修学校、短期大学専攻《せんこう》科《か》、大学専攻《せんこう》科《か》、大学別科、大学

＊公益社団法人全国助産師教育協議会　http://www.zenjomid.org/

院、専門職大学院という七つのコースがあり、それぞれ1年（大学の助産師課程・専修学校・短期大学専攻科《せんこうか》・大学専攻科《せんこうか》・大学別科）もしくは2年（大学院・専門職大学院のみ）をかけて教育が行われています。国は助産師国家試験受験資格を得るための教育内容と単位数を、次ページの図表1のように定めており、どの教育機関で学んでも、定められた内容・単位数を修める必要があります。

具体的には、助産師の備えるべき倫理《りんり》や、助産に関する歴史、関連する法律、女性生殖器《せいしょくき》や胎児《たいじ》・新生児の身体や生理機能、妊婦《にんぷ》や産婦、産後の女性と赤ちゃんをケアするための技術、母子保健や、助産所やその他の医療《いりょう》機関での管理についてなど、多くの授業（講義と演習）があります。そして、出産介助《かいじょ》（分娩介助《ぶんべんかいじょ》）は「正期産（妊娠《にんしん》37週以上〜42週未満）」の「経膣分娩《けいちつぶんべん》（帝王《ていおう》切開でない）」「頭位単胎《たんたい》（逆子でなく、双子《ふたご》でない）」などで、陣痛《じんつう》開始後から胎児《たいじ》が生まれ胎盤《たいばん》も出てから2時間までの実習を、10例程度行うよう定められています。

現代女性の課題に応える

これらに加えて、各教育機関が独自の教育内容を設け、国が定める以上の教育内容を提供しています。妊産婦《にんさんぷ》や子育てをする女性、その家族のかかえる課題は複雑になっており、

図表1 助産師国家試験受験資格に必要な教育内容と単位数

教育内容	単位数	備考
基礎助産学	6（5）	
助産診断・技術学	10	
地域母子保健	2	
助産管理	2	
臨地実習	11	
助産学実習	11	実習中分べんの取扱いについては、助産師又は医師の監督の下に学生一人につき十回程度行わせること。この場合において、原則として、取り扱う分べんは、正期産・経膣分べん・頭位単胎とし、分べん第一期から第三期終了より二時間までとする。
合計	31（30）	

保健師助産師看護師学校養成所指定規則　第３条「助産師学校養成所の指定基準」別表２より

女性たちのニーズに応えるには、多くの学習が必要であると考えられているためでしょう。

また2年間で助産師教育を行う大学院が増加傾向《けいこう》にあります。大学院では、助産師国家試験受験資格だけでなく、研究能力を身につけ修士号を得られます。助産師として、既存《きぞん》の知識を活用するだけでなく、まだ解明されていない妊《にん》娠《しん》や出産のケアに関する疑問をみずから見つけ、あきらかにしていくことが求められます。そのためには、研究的姿勢や研究遂行《すいこう》能力が必要となります。これは、研究者になるためのものではなく、助産師として女性にEvidence based medicine/midwifery（ＥＢＭ。根拠に基づく医療《いりょう》や助産ケア）を提供するために必要なのです。論文を読み、最新の研究成果を実践《じっせん》に取り入れ、ケアと研究成果とを比べて批判的に吟味《ぎんみ》することは、ケアをより安全で快適なものにすることにつながっていきます。このため、今後も大学院の開設や、大学院以外の教育機関において研究を扱《あつか》う学習内容は増えていくと思われます。

つぎに、妊娠《にんしん》や出産にともなう合併症《がっぺいしょう》発症《はっしょう》などに備え、さまざまな産科学的知識や実《じっ》践《せん》方法も学びます。一般的《いっぱんてき》に、主に助産師はローリスクの妊産婦《にんさんぷ》、医師がハイリスク（合《がっ》併症《ぺいしょう》のある）妊産婦《にんさんぷ》を受けもちますが、助産師も医師も、いろいろなリスク状態にある妊《にん》産婦《さんぷ》のことをおたがいに理解しておく必要があります。そのためには、医師養成校では患《かん》者《じゃ》の心理や自然な出産について学ぶ機会が、助産師養成校では妊産婦の身体的または社会的リスクへの理解と対応を学ぶことが増えることが望まれます。産科学的知識に加えて、親子関係の心理やジェンダー*、外国人など多様な背景をもつ人への文化的感受性などを学ぶことも重要です。

実習を通じて、量でも質でも学びを増やす

助産師教育機関でもっとも重要な学習経験は、実習です。諸外国の教育内容と比較《ひかく》すると、分娩介助《ぶんべんかいじょ》が10例程度というのは少ないといわれていますが、その10例ある出産の1例1例（一人ひとり）に向き合うことが大切です。学生のあいだは、ケアを実習指導者であ

＊ジェンダー　生物学的な性に対する、社会的な性のこと。

る助産師と相談して実施《じっし》します。知識や技術が不足している場合は、多くの助言を指導者から受けながら、ケアを展開していきます。実習が進むと、自立してできることも増えてきて、わずかな助言でできるようになり、そして徐々《じょじょ》に一人前になっていきます。

また、分娩《ぶんべん》の前後、妊娠期《にんしんき》や産褥期《さんじょくき》（出産後6週間）の女性や新生児のケアの実習も行います。そして継続的《けいぞくてき》な実習を通して、妊娠《にんしん》から育児まではつながっていること、ある日突然《とつぜん》に親になるのでなく、それまでの過程があること、自宅での育児を見越《みこ》して入院期間のなかでできるケアに取り組むことなどを学びます。現代は、出産や育児を身近に経験する機会が多いとはいえない社会です。実習ではじめて出産や育児にかかわるという学生も多くいます。自分自身のわずかな育児の知識を

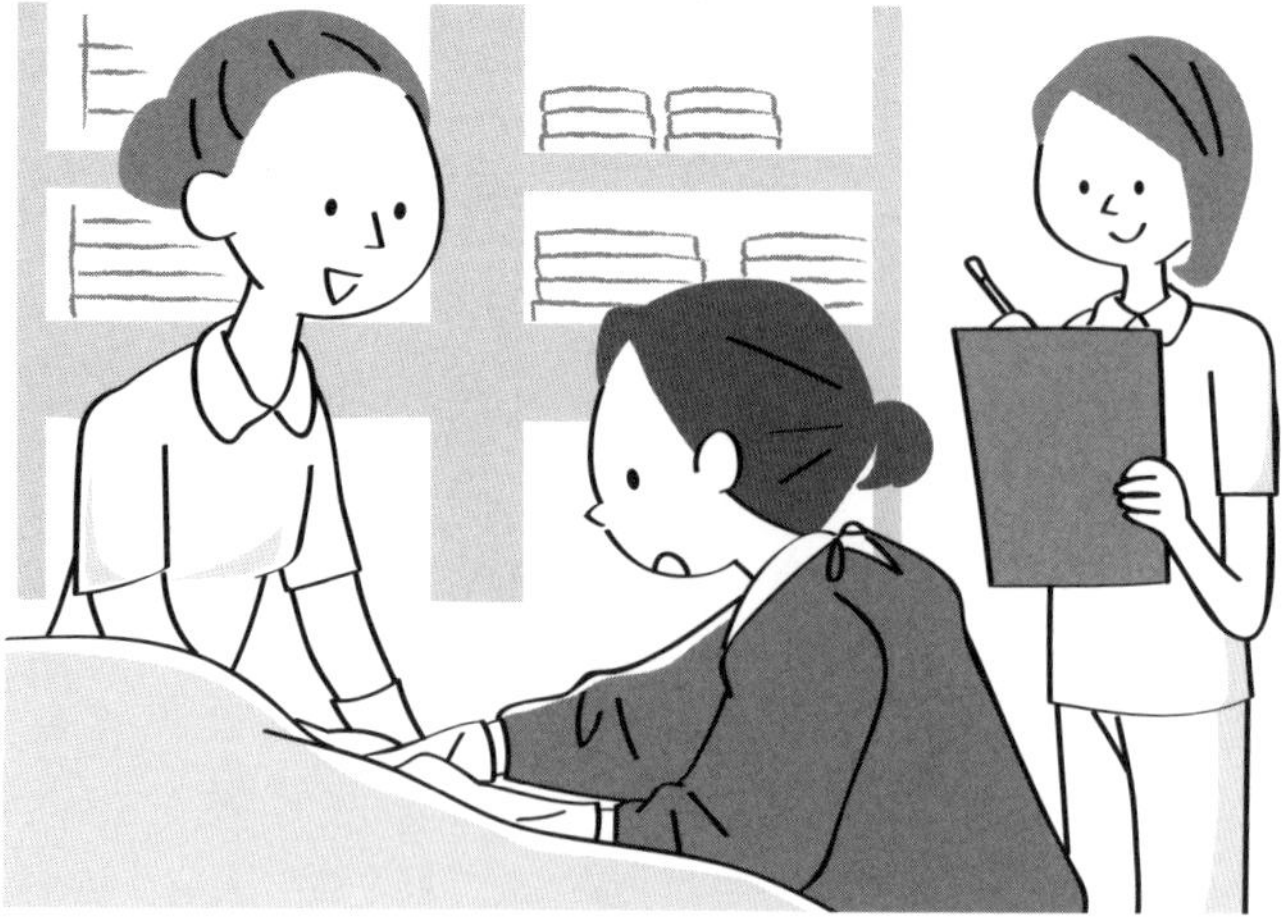

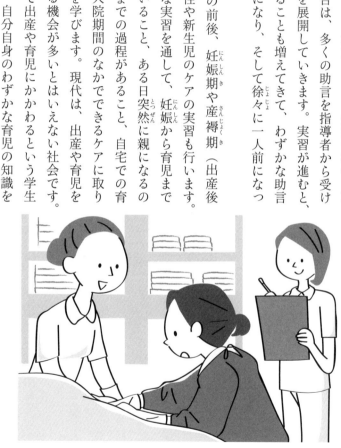

実習経験で補いながら、「お母さんたちのお母さん役」をめざします。
分娩介助《ぶんべんかいじょ》はただ行うだけでなく、介助《かいじょ》した後も自分が行ったケアを、助産師や教員といっしょにふり返る経験が大切です。また、分娩介助《ぶんべんかいじょ》をした産婦から、出産体験を聞くこともあります。学生時代に経験できる分娩介助《ぶんべんかいじょ》例数は10例程度でも、クラスメートと事例検討会を開いたり、実習先のカンファレンスに参加したりして、ほかの人の経験から学ぶ姿勢をもてば、質的にも量的にも学びを増やすことができます。助産師教育機関を選ぶさいには、その学校で何を学ぶか、だけではなく、なぜその科目が用意されているのか、そしてこの学校で自分はどのように学ぶのかをイメージし、学習の「量」と「質」についても考えるといいでしょう。

（藤井ひろみ）

国家資格試験について

受験には看護師免許取得が必須
国家試験合格はスタートライン

助産師とは看護師免許《めんきょ》が必須《ひっす》の専門職

日本で助産師として働くには、国家資格である助産師免許《めんきょ》と看護師免許《めんきょ》の両方を取得する必要があります。これらの免許《めんきょ》を取得するためには、助産師国家試験と看護師国家試験に合格しなければなりません。さらに厚生労働省に申請《しんせい》し登録されて、はじめて助産師として仕事に就くことができます。助産師は看護師免許《めんきょ》が必須《ひっす》であり、そのため看護師として働くこともできます。看護師には男女の制限はありませんが、助産師は女性のセクシャリティーに深くかかわるという仕事の特殊性《とくしゅせい》からも女性のみの専門職となっています。

助産師という専門職の歴史は古く、53ページにも紹介《しょうかい》したように、現在より１００年以上も前から母子の健康を守る女性の専門職として重要視されていたことがわかります。

現在、助産師になるための国家試験の実施や受験科目、受験資格などは「保健師助産師看護師法」という法律で規定されています。この法律は通称、「保助看法《ほじょかんぼう》」とも呼ばれています。

国家試験の受験資格は、この基本法令に基づいて、文部科学大臣が指定する学校、または厚生労働大臣が指定する助産師養成所（以下、「教育機関」と表記します）で助産師となるための必要な学科を修め、卒業認定を受けることが必要となります。これによって助産師の国家試験の受験資格が得られます。

助産師国家試験

助産師国家試験は1年に1回実施《じっし》されており、各教育機関において受験願書の手続きをすると、試験の期日を含《ふく》めて全国の実施《じっし》場所、会場が官報で告示され受験票が届きます。

試験科目は、基礎《きそ》助産学、助産診断《しんだん》・技術学、地域母子保健および助産管理とされています。どれも助産師教育機関の授業や演習、そして実習で学ぶ科目内容です。実際の試験は午前・午後にわたってマークシート形式で行われ、必須《ひっす》問題、一般《いっぱん》問題、状況《じょうきょう》設定問題が出されます。

試験問題は、知識だけでなく思考力や判断力を評価する内容となっています。特に状《じょう》況《きょう》設定問題では実際の助産師活動のなかで遭遇《そうぐう》しそうな場面を提示して、問題を分析《ぶんせき》するだけでなく情報を総合的にとらえ適切な援助《えんじょ》方法を考えられるかといった、より現実に即《そく》した内容となっています。基本的に教育機関で学んだことを確認する試験なので、助産師教育機関で学んだことをもとにして受験勉強をするとよいでしょう。合格率が、第105回（2022年2月実施）で99・4％、第104回（2021年2月実施）で99・6％、第103回（2020年2月実施）で99・4％と、毎年高いことからも、そのことがうかがえます。

試験の合格発表は3月下旬《げじゅん》に厚生労働省、地方厚生局および地方厚生支局にその受験地、受験番号を掲示して発表されます。また、厚生労働省のホームページからも閲覧《えつらん》可能となっています。

しかし、試験に合格しただけでは有資格者として業務を行うことはできません。助産師の業務を行うには、免許《めんきょ》の登録を受ける必要があるので、合格した場合には速やかに免許《めんきょ》申請《しんせい》の手続きを行う必要があります。その後、晴れて助産師として働くことが可能になるのです。

最近の試験問題の傾向《けいこう》としては、生殖《せいしょく》補助医療《いりょう》、周産期のハイリスクから、快適さや女性の意思決定を尊重するような助産ケアまで、内容は多岐《たき》にわたっています。

忘れていけないこととして、国家試験はあくまでも最低ラインのレベルであり、これで助産師に関するすべての学習が修了《しゅうりょう》したわけではありません。開業権を持つ助産師は定年のない専門職ともいわれます。何歳《なんさい》になっても助産師の勉強は続きます。働き始めてからも職場での卒後研修はもちろん、スキルアップのために自分の時間とお金を使ってコツコツ学習する姿勢は専門職として当然の姿勢となります。また、実際に妊産婦《にんさんぷ》さんとの助産ケアのなかで一つひとつ疑問を解決し、ケアを創造していく能力を身につけ、自分自身の成長としてください。専門職として自信と誇《ほこ》りをもち、充実《じゅうじつ》した歩みができるよう期待しています。みなさんが、頼《たの》もしい助産師の後輩《こうはい》となることを願っています。

（大手前大学　嶋澤恭子《しまざわきょうこ》）

採用と就職

将来のキャリアも描き、就職先を検討しよう

自分の目標に合った職場を選ぼう

国家試験に合格し、免許《めんきょ》が登録されれば助産師として働くことが可能となります。助産師は女性や家族に寄《よ》り添《そ》い、女性の健康を生涯《しょうがい》にわたって支える専門職です。病院や診《しん》療所《りょうじょ》、助産所で働くほか、海外や国際機関で働く助産師もいます。助産師は看護職で唯《ゆい》一《いつ》、独立開業の権利があり、将来的には「助産所を開業する」というキャリアも描《えが》けます。自分に合った職場を選ぶには、自分がどんな助産師になりたいか、自分のライフコースにおける目標をもつことも大切です。

さらに就職活動では、給料や賞与《しょうよ》、勤務時間や看護方針、職場の人数などだけではなく、寮《りょう》や院内保育園といった設備、福利厚生、教育研修、奨学金《しょうがくきん》の有無も参考にするとよいで

しょう。

就職活動の実際

●助産所

助産師の自営業となりますので、就職するさいは高い自立性と責任感が求められることが多いでしょう。助産所では、いわゆる病院での助産師業務だけをしていては成り立ちません。妊産婦《にんさんぷ》さんへの妊娠《にんしん》・出産・育児にかかわるケアはもちろん、掃除《そうじ》、洗濯《せんたく》、料理など入院生活を支援《しえん》するあらゆることが仕事となります。助産ケアを受ける女性の生活の場としての環境《かんきょう》づくりも大事な助産師業務のひとつです。そして、お金に関すること、他院への紹介状《しょうかいじょう》やそのほかの書類の作成なども担います。経理や調理専門の担当者を雇《やと》う場合であれば人事、外部との窓口となる広報なども助産師の仕事です。また、医療法《いりょうほう》では嘱《しょく》託医《たくい》（産婦人科医師）や連携《れんけい》する医療《いりょう》機関も定められています。そうした機関との密な連絡《れんらく》も不可欠です。

開業助産師として働きたいのであれば、起業家として、自分の方針で仕事を行うこともできます。とはいえ、免許《めんきょ》を取得していきなり自分で助産所を開業するという人はまれです。最初は一スタッフとしてすでに開業している助産所に就職し、研修や短期就業を経験

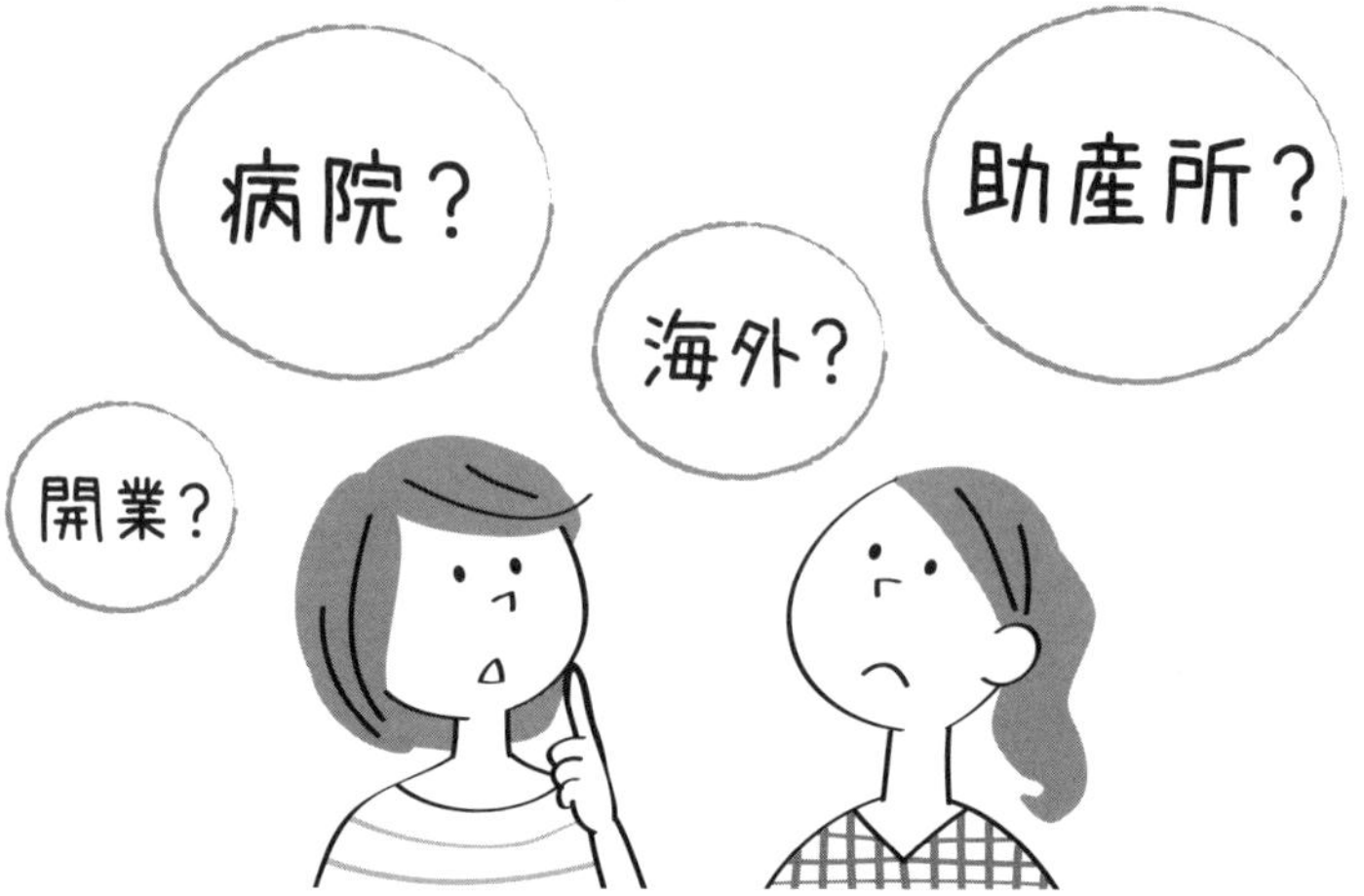

して、働き方をイメージしてみましょう。就職先を検討するさいは、いくつかの助産所で見学あるいは研修を通して、開業助産師の話を聞くなどして、地域情報を含《ふく》め、十分に情報を得てから決めるとよいでしょう。一般社団法人日本助産師会《いっぱんしゃだんほうじんにほんじょさんしかい》のホームページで各地の助産所について紹介《しょうかい》しています。実際を知ることで、具体的なイメージをもって開業を考えることができるでしょう。

●病院・診療所《しんりょうじょ》

病院や診療所《しんりょうじょ》で働く場合は、組織のなかの助産師という役割が付与《ふよ》されます。就職するさいの情報収集として、分娩《ぶんべん》件数や院内助産院、助産師外来、助産所や地域で働く助産師との連携《れんけい》などについて、調べてみるといいでしょう。合併症《がっぺいしょう》や疾《しっ》患《かん》のあるハイリスク妊産婦《にんさんぷ》のケアができるようになりたいなら、周産期母子センターを志望するとよいでしょう。病院では、人工授精などの生殖《せいしょく》補助医療《いりょう》（ＡＲＴ）後の妊娠《にんしん》、合併《がっぺい》妊娠《にんしん》や搬送《はんそう》事例など、あらゆるケースの妊娠分娩《にんしんぶんべん》経過にかかわることができます。また、助産師外来、院内助産などのある施設《しせつ》では、助産師としてキャリアアップできる多くの経験を積めます。

あるいは、学生時代に実習先となった施設《しせつ》であれば、教育指導的役割ももっています。実習施設《しせつ》は、実習に適した施設《しせつ》かどうか、指導者の有無についても査定されて依頼《いらい》されているからです。実習施設《しせつ》で働くメリットとしては、実習のさいに設備や助産業務、スタッフのようすなどが、ある程度わかっている、ということがあげられます。実習のさいには、就職先として、この施設《しせつ》を選択《せんたく》する可能性もあることを考慮《こうりょ》に入れておくといいでしょう。

●海外の組織

世界では、妊娠《にんしん》や出産が原因で命を落とす女性が今なお数多く存在しています。女性や家族が安心して新しい命を迎《むか》え育《そだ》てられるように、世界各地でも助産師は求められています。海外で働く方法としては、ＯＤＡ（政府開発援助《せいふかいはつえんじょ》）としてＪＩＣＡ（独立行政法人国《こく》際協力機構《さいきょうりょくきこう》）の青年海外協力隊ボランティアとして、またＪＩＣＡ（長期・短期）専門家として海外へ派遣《はけん》される、またはＮＧＯ（非政府組織）職員として開発途上国《とじょうこく》で活動する、あるいはＷＨＯ（世界保健機関《せかいほけんきかん》）や国連といった国際機関で働くなどがあります。

言語も価値観も経験も異なる人びとと協働して活動することは、容易なことではありません。日本とは社会背景も文化も違《ちが》うため、助産師という枠組《わくぐ》みも一様ではありませんが、多様な価値観にふれ、そこでしかできないやりがいを見いだせることでしょう。日本で助産師の臨床《りんしょう》経験を積むことが、海外で力を発揮することにつながるのです。

一例として日本赤十字社《にほんせきじゅうじしゃ》では、さまざまな国際活動を担う人材を確保するため、海外派遣《はけん》要員の養成に力を入れています。研修も行われていますので、特に災害支援《しえん》や救援《きゅうえん》活動にかかわりたいと考えている人は、情報収集をするとよいでしょう。JICAボランティアを考えている場合は、現職参加といって、休職制度を取り入れている職場もあります。情報収集のさいに確認するとよいでしょう。*国際協力キャリア情報総合サイトPARTNERには、そのほかの国際協力の求人やイベント・研修会など、さまざまな情報が紹介《しょうかい》されています。

●教育・研究機関

助産師教育にたずさわる教員は、ほとんどが助産師です。仕事の内容は、病院や助産所のように直接、妊産婦《にんさんぷ》を相手に助産ケアを行うものではありませんが、助産師の卵たちを教育するという役割を担っています。仕事のひとつとして、大学や大学院で研究者として、女性の健康や助産師に関する研究や他分野と共同で行う学際研究も行っています。教育・

＊国際協力キャリア情報総合サイト PARTNER　http://partner.jica.go.jp/

研究機関を就職先として希望する場合は、みずからも大学院で学位を取得し、研究者として活動できるよう備えておくことが望ましいでしょう。

就職活動としては、自分が指導を受けた先生に相談するのもひとつの方法です。また、求人情報は、助産師教育を行う教育機関のホームページを確認するほか、大学や研究機関であれば国立研究開発法人科《か》学《がく》技《ぎ》術《じゅつ》振《しん》興《こう》機《き》構《こう》*の研究者人材データベース（JREC-IN）に情報が掲載《けいさい》されていますので、参考になるでしょう。

就職活動は、助産師教育機関にいるうちに行うことが望ましいといえます。一般《いっぱん》的には最終学年になる春先から始める人が多いようです。病院を就業先に希望するのであれば、ホームページや就職情報誌など、または気になる施設《しせつ》に資料請求《せいきゅう》す

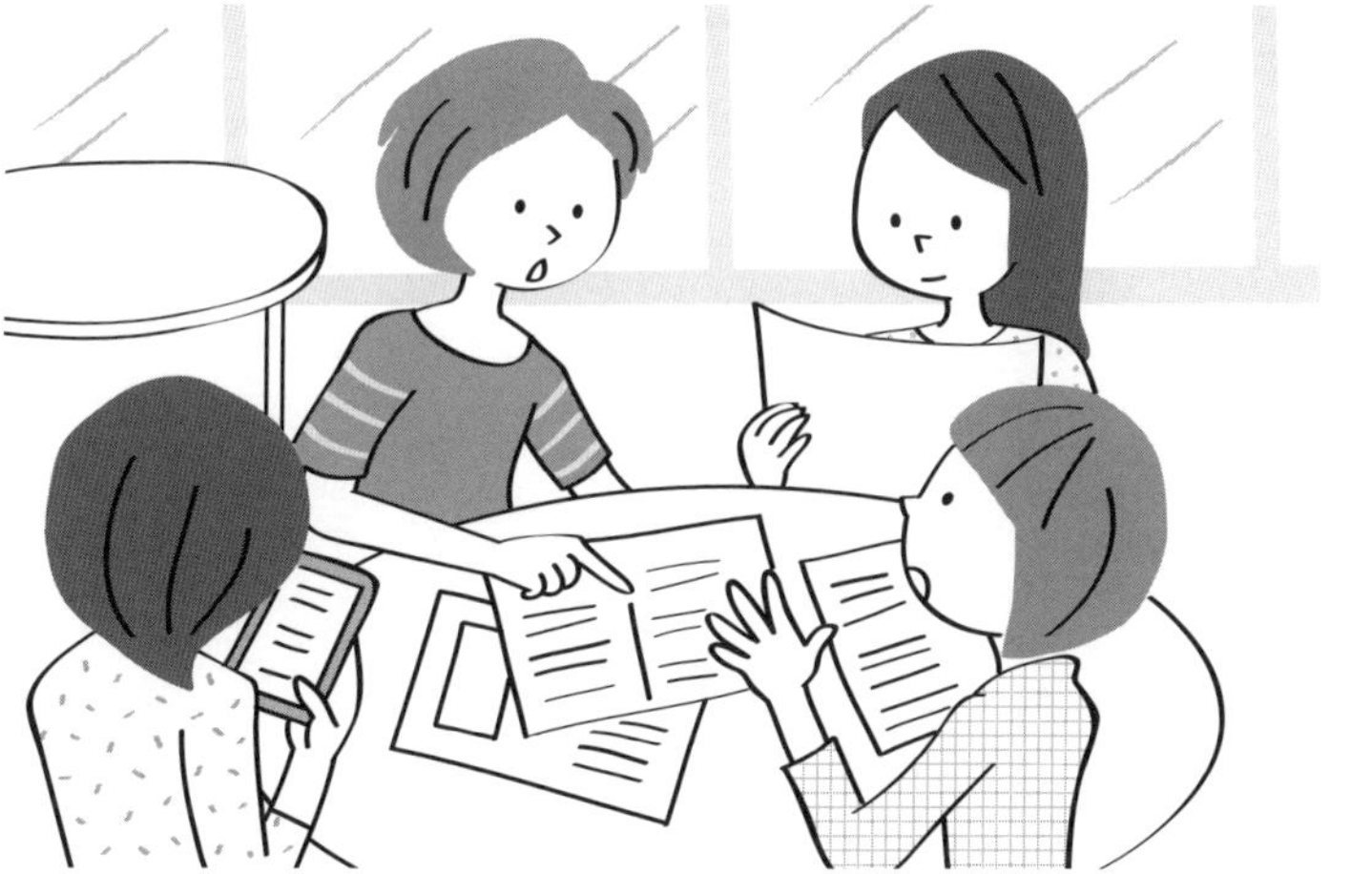

＊**国立研究開発法人科学技術振興機構**　https://www.jst.go.jp/index.html　文部科学省所管で科学技術の振興を促す中枢機関としての役割を担う。科学技術情報の促進事業のひとつとして研究者求人・求職サイトをもつ。

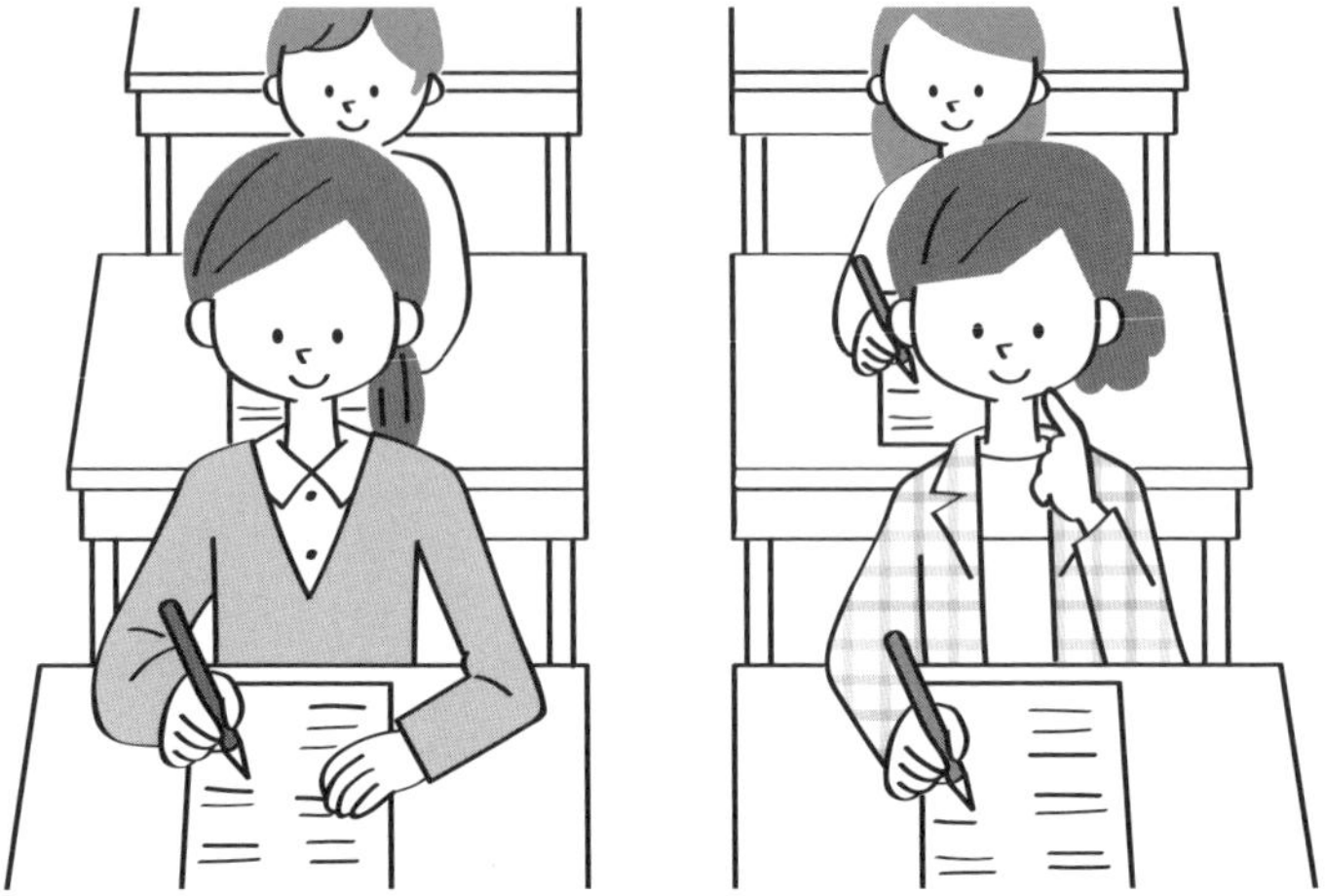

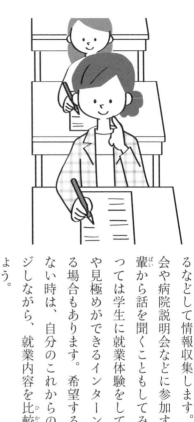

るなどして情報収集します。また、合同就職説明会や病院説明会などに参加する、就職している先《せん》輩《ぱい》から話を聞くこともしてみましょう。施設《しせつ》によっては学生に就業体験をしてもらうなど職業選択《せんたく》や見極めができるインターンシップを実施《じっし》している場合もあります。希望する施設《しせつ》がひとつに絞《しぼ》れない時は、自分のこれからの助産師人生をイメージしながら、就業内容を比較《ひかく》してみるといいでしょう。

採用試験

採用試験は、助産師免許《めんきょ》を取得していなくても、現在勉強中で助産師資格の取得が見込《みこ》まれるという教育機関の証明によって受けることが可能です。したがって、採用試験に合格して就業先から内定を受けても、万が一国家試験にパスできず、助産師資格が取れなかった場合は助産師としての内定は取り消しになります。

まず採用試験を受ける前に、履歴書《りれきしょ》や志望動機を明記した応募《おうぼ》書類などを提出します。試験は筆記、面接があるところが一般的《いっぱんてき》です。筆記試験の内容は、小論文や作文、専門科目と一般《いっぱん》教養、適性問題などです。小論文や作文では、自分の考えを論理的に記述できるか、専門科目と一般《いっぱん》教養では、助産師という専門職に必要な知識や技術の習得ができているかが判断されます。そして、適性問題では、仕事の適性などが問われます。面接試験では、資質や人物評価として、実習経験や目標とする助産師像について問われることが多いようです。また、対人コミュニケーションは問題ないか、職務遂行《すいこう》能力の有無などが評価されます。もちろん、積極性、協調性、表現力なども評価されるでしょう。採用試験および面接の対策をして臨みましょう。

助産師は病院でも地域でも、女性から頼《たよ》られる存在です。そのため就職したあとも、常に自己研鑽《けんさん》を積むことが求められます。助産師は自立した専門職であり、これからも女性と赤ちゃんのためにその役割を果たすことが期待される職業だといえます。

（嶋澤恭子）

フローチャート　助産師

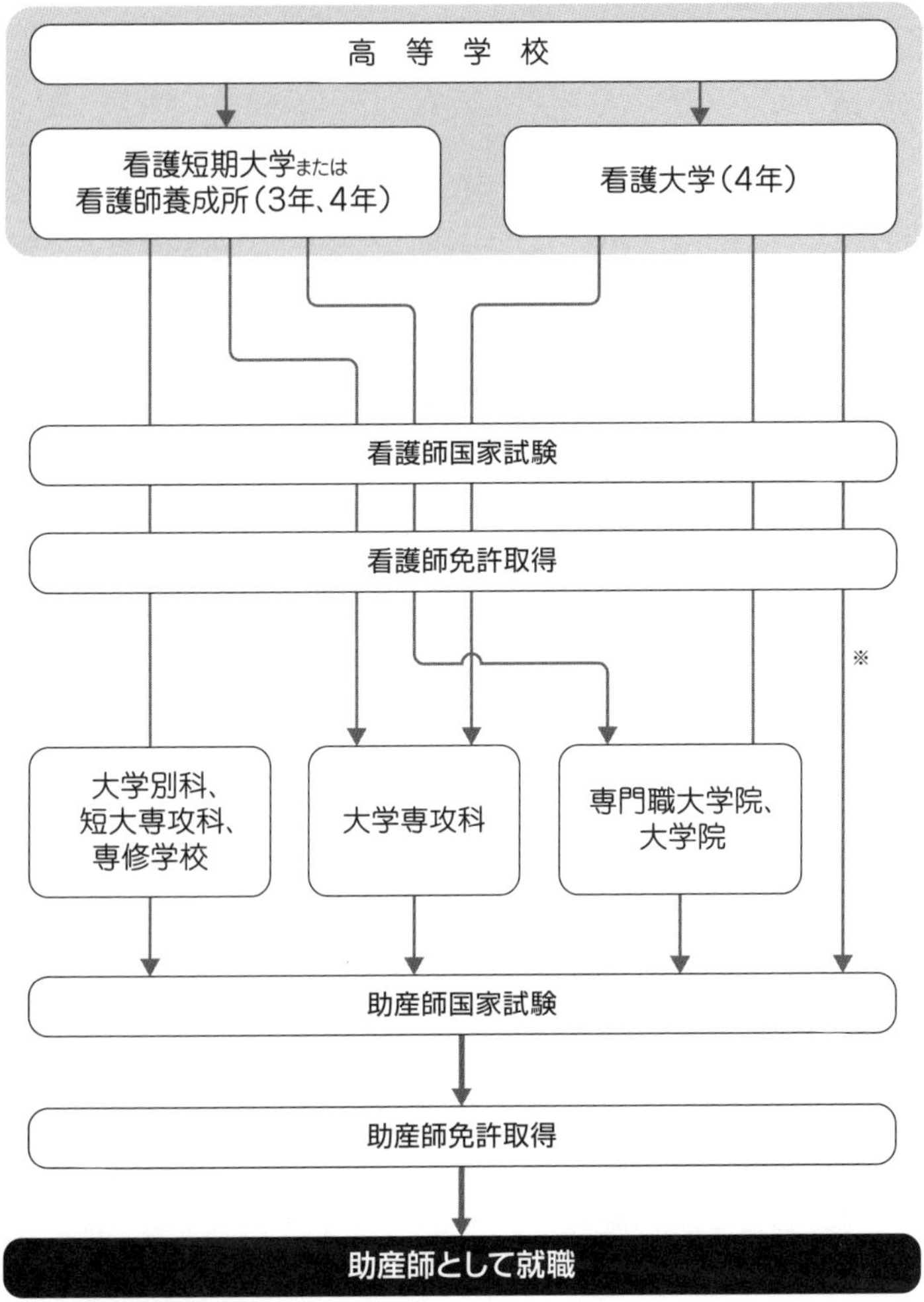

※助産師国家試験受験に必要な科目を履修した場合。

なるにはブックガイド

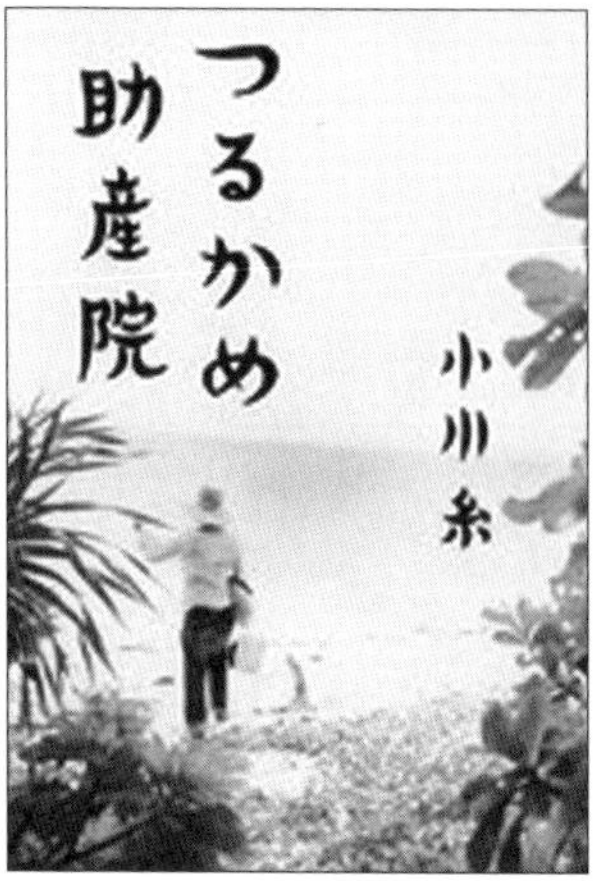

『つるかめ助産院』

小川 糸著
集英社

主人公まりあは失踪した夫を探しに南の島へ。そこで島の助産師から予期せぬ自分の妊娠を告げられます。妊娠を継続するかの葛藤、出産までのさまざまな困難などが描かれ、人の誕生と再生の物語となっています。助産師や産科医の仕事についても理解できます。

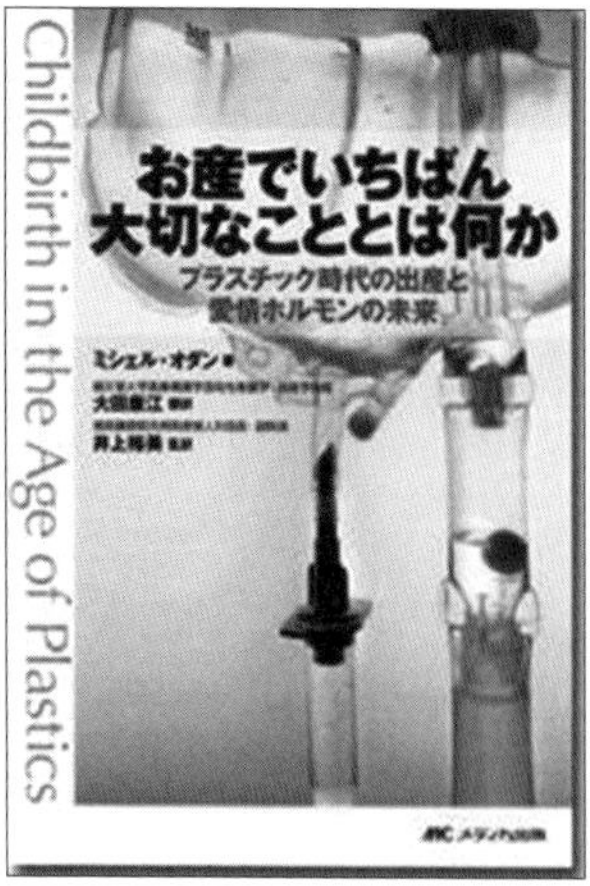

『お産でいちばん大切なこととは何か――プラスチック時代の出産と愛情ホルモンの未来』

ミシェル・オダン著、
大田康江訳、井上裕美監訳
メディカ出版

著者はフランスで長く外科医・産科医として働き、イギリスに移り、多くの出産に関する本を執筆。本書は彼からの22世紀を見据えたお産への提言です。

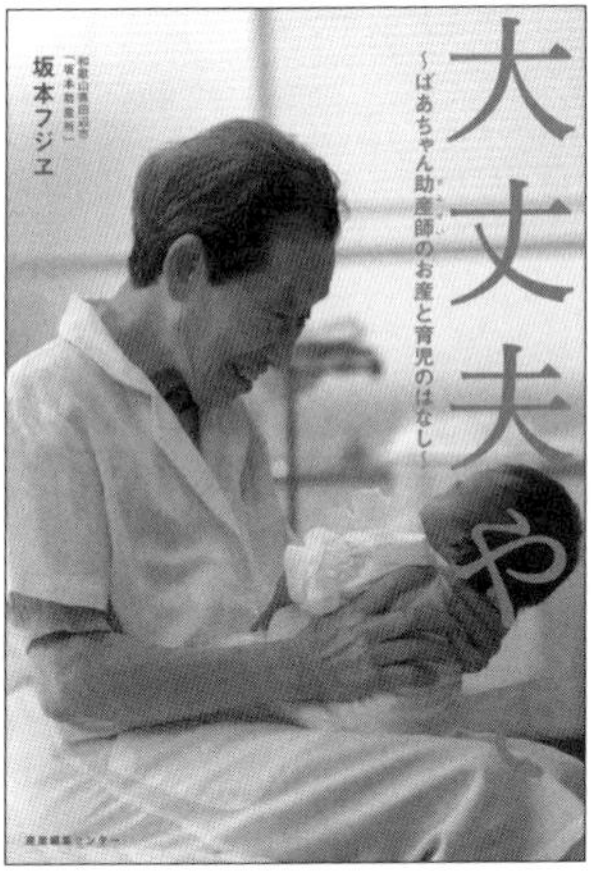

『大丈夫やで――ばあちゃん助産《せんせい》師のお産と育児のはなし』

坂本フジヱ著
産業編集センター

ベテラン助産師から、お母さんたちに向けたアドバイス集。4000人以上の赤ちゃんを取り上げてきた現役助産師が、赤ちゃんを信じて、もっと気楽にやればええ、そしたら万事うまくいくもんや、と温かく、きびしく語りかけます。

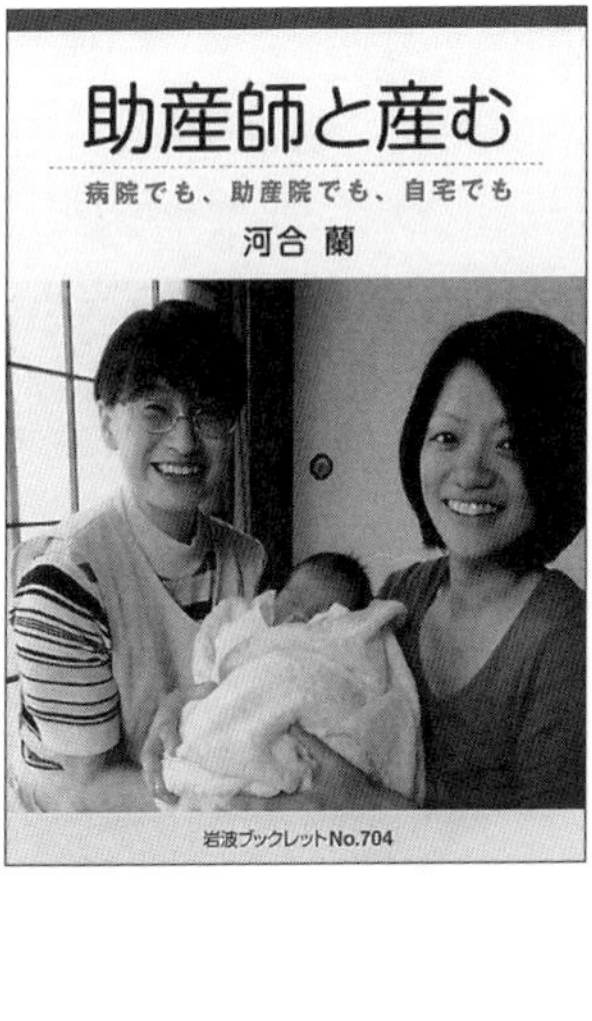

『助産師と産む――病院でも、助産院でも、自宅でも』

（岩波ブックレット）
河合 蘭著
岩波書店

出産施設が集約・統合されて「お産難民」という言葉が聞かれる時代。出産専門のジャーナリストが助産師の仕事を丹念に取材しています。病院のみならず、診療所や助産院、自宅で妊産婦とどう向き合い、育児の第一歩のお産を支えていくかを知ることができます。

職業MAP! 興味があるのはどの仕事?

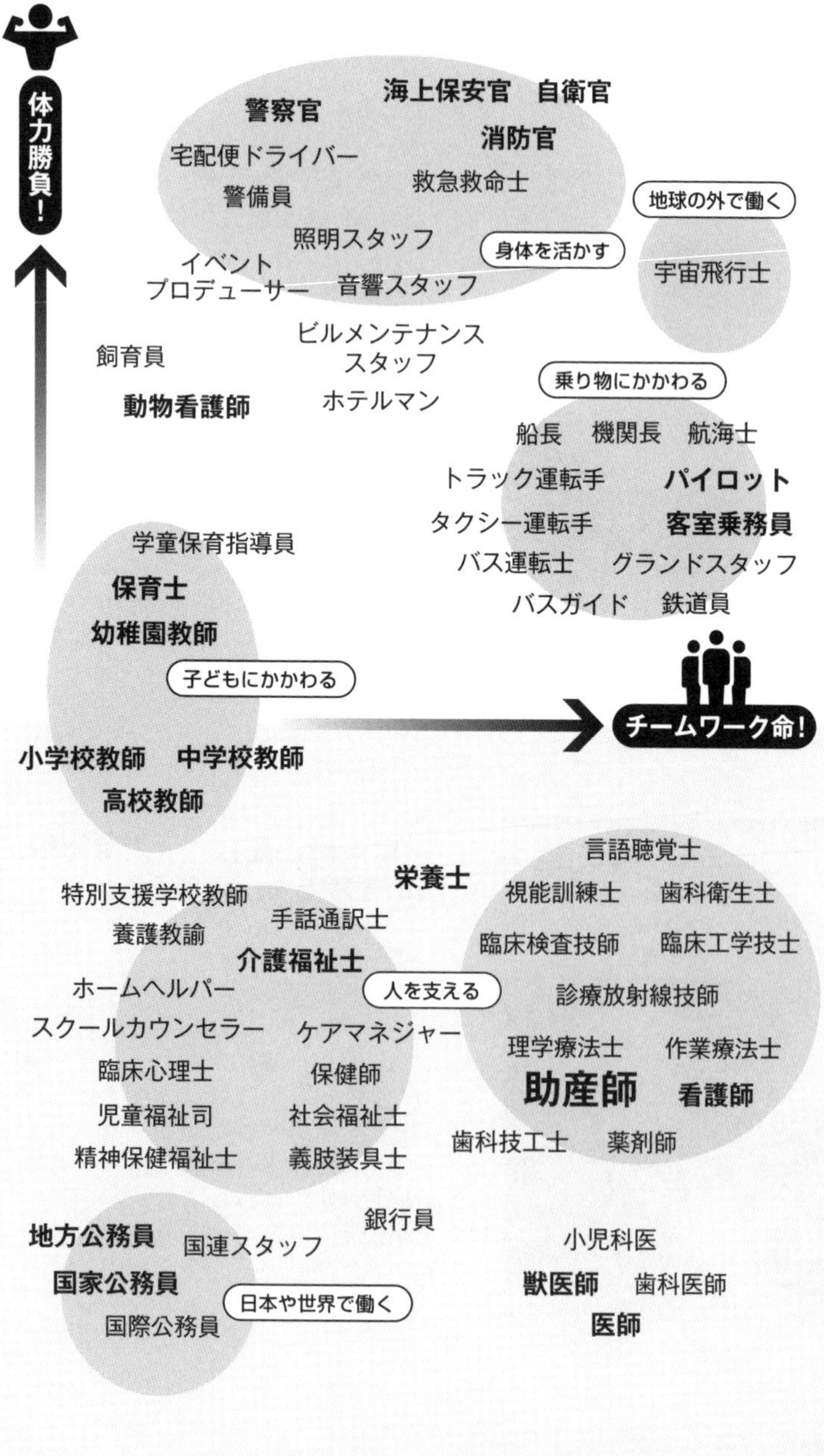
体力勝負!
チームワーク命!
警察官
海上保安官
自衛官
消防官
宅配便ドライバー
救急救命士
警備員
照明スタッフ
身体を活かす
イベントプロデューサー
音響スタッフ
地球の外で働く
宇宙飛行士
飼育員
ビルメンテナンススタッフ
ホテルマン
動物看護師
乗り物にかかわる
船長
機関長
航海士
トラック運転手
パイロット
タクシー運転手
客室乗務員
バス運転士
グランドスタッフ
バスガイド
鉄道員
学童保育指導員
保育士
幼稚園教師
子どもにかかわる
小学校教師
中学校教師
高校教師
言語聴覚士
栄養士
視能訓練士
歯科衛生士
特別支援学校教師
手話通訳士
養護教諭
臨床検査技師
臨床工学技士
介護福祉士
ホームヘルパー
人を支える
診療放射線技師
スクールカウンセラー
ケアマネジャー
理学療法士
作業療法士
臨床心理士
保健師
助産師
看護師
児童福祉司
社会福祉士
歯科技工士
薬剤師
精神保健福祉士
義肢装具士
銀行員
地方公務員
国連スタッフ
小児科医
国家公務員
獣医師
歯科医師
日本や世界で働く
国際公務員
医師

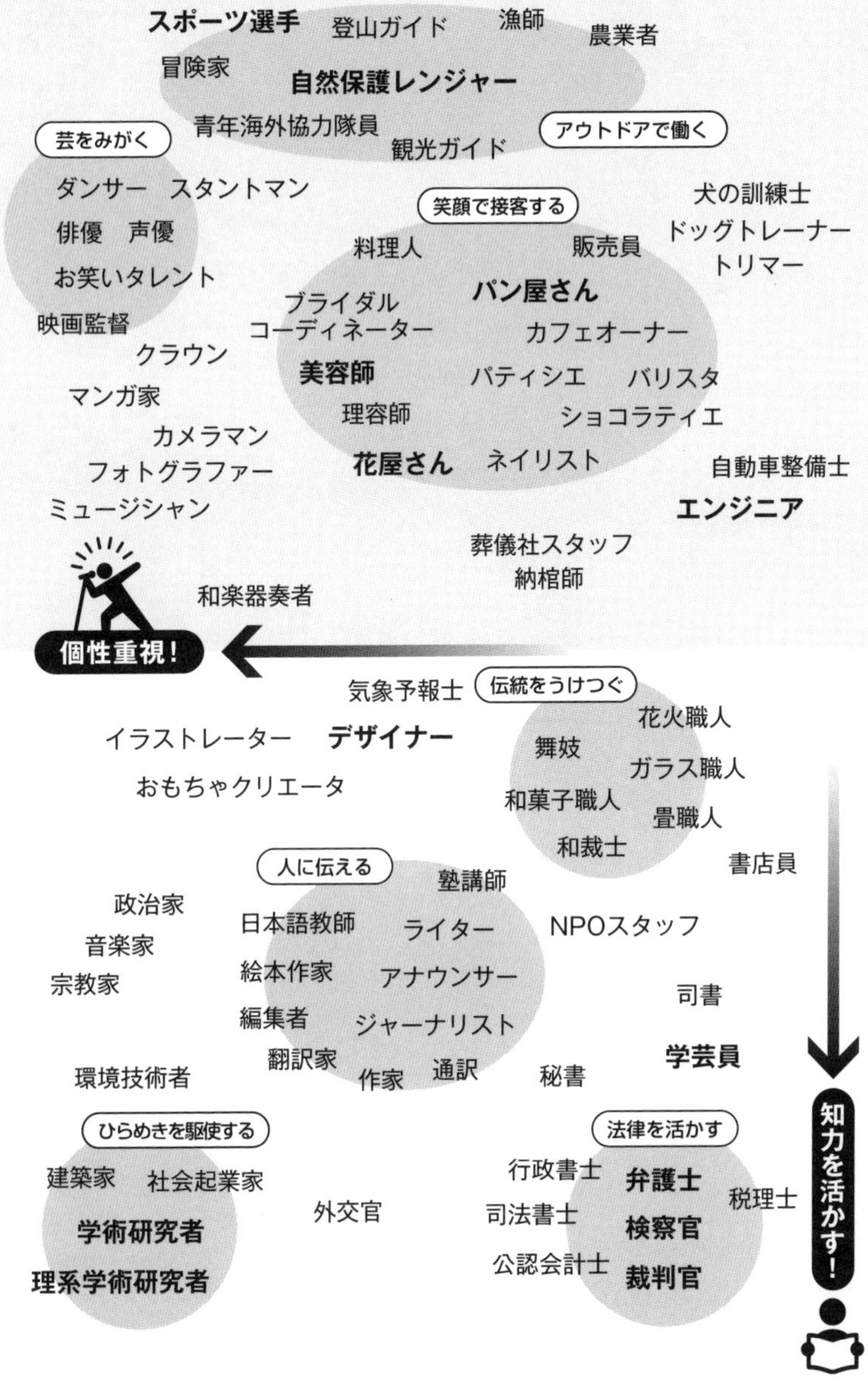
スポーツ選手
登山ガイド
漁師
農業者
冒険家
自然保護レンジャー
青年海外協力隊員
観光ガイド
アウトドアで働く
芸をみがく
ダンサー
スタントマン
俳優
声優
お笑いタレント
映画監督
クラウン
マンガ家
カメラマン
フォトグラファー
ミュージシャン
和楽器奏者
笑顔で接客する
料理人
販売員
パン屋さん
ブライダルコーディネーター
カフェオーナー
美容師
パティシエ
バリスタ
理容師
ショコラティエ
花屋さん
ネイリスト
犬の訓練士
ドッグトレーナー
トリマー
自動車整備士
エンジニア
葬儀社スタッフ
納棺師
個性重視！
気象予報士
伝統をうけつぐ
花火職人
舞妓
ガラス職人
和菓子職人
畳職人
和裁士
イラストレーター
デザイナー
おもちゃクリエータ
書店員
人に伝える
塾講師
政治家
日本語教師
ライター
NPOスタッフ
音楽家
宗教家
絵本作家
アナウンサー
司書
編集者
ジャーナリスト
翻訳家
作家
通訳
秘書
学芸員
環境技術者
ひらめきを駆使する
建築家
社会起業家
学術研究者
理系学術研究者
外交官
法律を活かす
行政書士
弁護士
司法書士
検察官
公認会計士
裁判官
税理士
知力を活かす！

[編著者紹介]

加納尚美（かのう なおみ）

茨城県立医療大学保健医療学部看護学科教授。学術博士。日本助産学会評議員、日本フォレンジック看護学会理事長、NPO 法人女性の安全と健康のための支援教育センター代表理事、NPO 法人お産サポート JAPAN 理事。編著書に『フォレンジック看護——性暴力被害者支援の基本から実践まで』（共編、医歯薬出版）、『大人になる前に知る 命のこと』『大人になる前に知る 性のこと』（共編、ぺりかん社）がある。

助産師《じょさんし》になるには

2017年 8月10日　初版第1刷発行
2022年 7月10日　初版第3刷発行

編著者　加納尚美
発行者　廣嶋武人
発行所　株式会社ぺりかん社
〒113-0033　東京都文京区本郷1-28-36
TEL 03-3814-8515（営業）
03-3814-8732（編集）
http://www.perikansha.co.jp/
印刷所　株式会社太平印刷社
製本所　鶴亀製本株式会社

©Kanou Naomi 2017
ISBN978-4-8315-1486-8　Printed in Japan

「なるには BOOKS」は株式会社ぺりかん社の登録商標です。

*「なるには BOOKS」シリーズは重版の際、最新の情報をもとに、データを更新しています。

仕事の実際から
なり方まで解説

なるにはBOOKS

B6判／並製カバー装
平均160頁

112 臨床検査技師・診療放射線技師・臨床工学技士になるには
横田俊弘（医療ジャーナリスト）著
❶医療を支える専門家たち
❷医療技術者の世界［チームで成り立つ医療現場、役割、生活と収入他］
❸なるにはコース［適性と心構え、必要な知識・資格、就職の実際他］
★

113 言語聴覚士になるには
日本言語聴覚士協会協力
中島匡子（医療ライター）著
❶言葉、聞こえ、食べる機能を支援するスペシャリスト！
❷言語聴覚士の世界［働く場所、生活と収入、言語聴覚士のこれから他］
❸なるにはコース［適性と心構え、資格他］
★★★

146 義肢装具士になるには
㈳日本義肢装具士協会協力
益田美樹（ジャーナリスト）著
❶オーダーメードの手足と装具を作る
❷義肢装具士の世界［働く場所と仕事内容、生活と収入、将来性他］
❸なるにはコース［適性と心構え、養成校、資格試験、採用・就職他］
★★★

105 保健師・養護教諭になるには
山崎京子（元茨城キリスト教大学教授）監修
鈴木るり子・標美奈子・堀篭ちづ子編著
❶人びとの健康と生活を守りたい
❷保健師の世界［保健師とは？、仕事と職場、収入・将来性、なるにはコース］
❸養護教諭の世界［養護教諭とは？、仕事と職場、収入・将来性、なるにはコース］
★★★

147 助産師になるには
加納尚美（茨城県立医療大学教授）著
❶命の誕生に立ち会うよろこび！
❷助産師の世界［助産師とは、働く場所と仕事内容、連携するほかの仕事、生活と収入、将来性他］
❸なるにはコース［適性と心構え、助産師教育機関、国家資格試験、採用と就職他］
★★★

12 医師になるには
小川明（医療・科学ジャーナリスト）著
❶医療の現場から
❷医師の世界［医師とは、医療の歴史、医師の仕事、将来像、生活と収入］
❸なるにはコース［適性と心構え、医学部入試、医師国家試験、就職の実際］／医学系大学一覧
☆

13 看護師になるには
川嶋みどり（日本赤十字看護大学客員教授）監修
佐々木幾美・吉田みつ子・西田朋子著
❶患者をケアする
❷看護師の世界［看護師の仕事、歴史、働く場、生活と収入、仕事の将来他］
❸なるにはコース［看護学校での生活、就職の実際］／国家試験の概要］
☆

47 歯科衛生士・歯科技工士になるには
宇田川廣美（医療ライター）著
❶口の中の健康を守る！
❷歯科衛生士・歯科技工士の世界［歯科衛生士の仕事、歯科技工士の仕事、生活と収入、将来］
❸なるにはコース［適性と心構え、養成学校、国家試験、就職の実際他］
★★★

67 理学療法士になるには
丸山仁司（国際医療福祉大学教授）編著
❶機能回復に向けて支援する！
❷理学療法士の世界［理学療法の始まりと進展、理学療法士の仕事、理学療法士の活躍場所、生活・収入］
❸なるにはコース［養成校について、国家試験と資格、就職とその後の学習］
☆

97 作業療法士になるには
濱口豊太（埼玉県立大学教授）編著
❶作業活動を通じて社会復帰を応援する！
❷作業療法士の世界［作業療法の定義と歴史、作業療法の実際、生活・収入］
❸なるにはコース［適性と心構え、養成校について、国家試験、就職について］
☆

☆☆☆…1600円　★★★…1500円　☆☆…1300円　★★…1270円　☆…1200円　★…1170円（税別価格）

61 社会福祉士・精神保健福祉士になるには
田中英樹（早稲田大学教授）・
菱沼幹男（日本社会事業大学准教授）著
❶支援の手をさしのべて
❷社会福祉士の世界［現場と仕事、生活と収入・将来性、なるにはコース］
❸精神保健福祉士の世界［現場と仕事、生活と収入・将来性、なるにはコース］
☆

100 介護福祉士になるには
渡辺裕美（東洋大学教授）編著
❶超高齢社会へ向けて
❷介護福祉士の世界［社会福祉とは、介護福祉士の誕生から現在まで、活躍する現場と仕事、生活と収入、将来性他］
❸なるにはコース［適性と心構え、介護福祉士への道のり、就職の実際他］
☆

129 ケアマネジャーになるには
稲葉敬子（介護 ジャーナリスト）・
伊藤優子（龍谷大学短期大学部准教授）著
❶福祉職のコンダクターとして
❷ケアマネジャーの世界［ケアマネジャーの仕事、生活と収入、将来性他］
❸なるにはコース［適性と心構え、試験について、研修の内容］
★

大学学部調べ **看護学部・保健医療学部**
松井大助（教育ライター）著
❶看護学部・保健医療学部はどういう学部ですか？
❷どんなことを学びますか?
❸キャンパスライフを教えてください
❹資格取得や卒業後の就職先は？
❺めざすなら何をしたらいいですか？
☆☆☆

大学学部調べ **理学部・理工学部**
佐藤成美（サイエンスライター）著
❶理学部・理工学部はどういう学部ですか？
❷どんなことを学びますか?
❸キャンパスライフを教えてください
❹資格取得や卒業後の就職先は？
❺めざすなら何をしたらいいですか？
☆☆☆

16 保育士になるには
金子恵美（日本社会事業大学教授）編著
❶子どもたちの成長に感動する日々！
❷保育士の世界［保育士の仕事、保育の歴史、保育士の働く施設と保育の場、勤務体制と収入］
❸なるにはコース［適性と心構え、資格取得について、採用について］
☆

56 幼稚園教師になるには
大豆生田啓友（玉川大学教育学部准教授）・
木村明子（フリーライター）著
❶幼稚園ってどんなところ？
❷幼稚園教師の世界［幼稚園教師の役割、職場、生活と収入、これから他］
❸なるにはコース［適性、免許状をとるには、養成機関について、採用・就職］
☆

29 小学校教師になるには
森川輝紀（福山市立大学教育学部教授）著
❶子どもとともに
❷小学校教師の世界［教師の歴史、小学校の組織とそこで働く人びと、給与他］
❸なるにはコース［心構え、資格をとるために、教壇に立つには、小学校教師のこれから他］
☆

89 中学校・高校教師になるには
森川輝紀（福山市立大学教育学部教授）編著
❶生徒とともに学び続ける
❷中学校・高校教師の世界［中学校教師の職場と仕事、高校教師の１年間の仕事、実技系教師、給与他］
❸なるにはコース［心構え、資格を取るには、教壇に立つには］
☆

66 特別支援学校教師になるには
松矢勝宏（東京学芸大学名誉教授）・宮崎英憲（東洋大学教授）・高野聡子（東洋大学准教授）著
❶ともに生きる喜び
❷特別支援学校教師の世界［特別支援教育の種類と特徴、生活と収入他］
❸なるにはコース［心構え、免状について、養成機関について、採用・就職］
☆

【なるにはBOOKS】

税別価格 1170円〜1600円

1——パイロット
2——客室乗務員
3——ファッションデザイナー
4——冒険家
5——美容師・理容師
6——アナウンサー
7——マンガ家
8——船長・機関長
9——映画監督
10——通訳者・通訳ガイド
11——グラフィックデザイナー
12——医師
13——看護師
14——料理人
15——俳優
16——保育士
17——ジャーナリスト
18——エンジニア
19——司書
20——国家公務員
21——弁護士
22——工芸家
23——外交官
24——コンピュータ技術者
25——自動車整備士
26——鉄道員
27——学術研究者(人文・社会科学系)
28——公認会計士
29——小学校教諭
30——音楽家
31——フォトグラファー
32——建築技術者
33——作家
34——管理栄養士・栄養士
35——販売員・ファッションアドバイザー
36——政治家
37——環境専門家
38——印刷技術者
39——美術家
40——弁理士
41——編集者
42——陶芸家
43——秘書
44——商社マン
45——漁師
46——農業者
47——歯科衛生士・歯科技工士
48——警察官
49——伝統芸能家
50——鍼灸師・マッサージ師
51——青年海外協力隊員
52——広告マン
53——声優
54——スタイリスト
55——不動産鑑定士・宅地建物取引主任者
56——幼稚園教諭
57——ツアーコンダクター
58——薬剤師
59——インテリアコーディネーター
60——スポーツインストラクター
61——社会福祉士・精神保健福祉士
62——中小企業診断士
63——社会保険労務士
64——旅行業務取扱管理者
65——地方公務員
66——特別支援学校教諭
67——理学療法士
68——獣医師
69——インダストリアルデザイナー
70——グリーンコーディネーター
71——映像技術者
72——棋士
73——自然保護レンジャー
74——力士
75——宗教家
76——CGクリエータ
77——サイエンティスト
78——イベントプロデューサー
79——パン屋さん
80——翻訳家
81——臨床心理士
82——モデル
83——国際公務員
84——日本語教師
85——落語家
86——歯科医師
87——ホテルマン
88——消防官
89——中学校・高校教師
90——動物看護師
91——ドッグトレーナー・犬の訓練士
92——動物園飼育員・水族館飼育員
93——フードコーディネーター
94——シナリオライター・放送作家
95——ソムリエ・バーテンダー
96——お笑いタレント
97——作業療法士
98——通関士
99——杜氏
100——介護福祉士
101——ゲームクリエータ
102——マルチメディアクリエータ
103——ウェブクリエータ
104——花屋さん
105——保健師・養護教諭
106——税理士
107——司法書士
108——行政書士
109——宇宙飛行士
110——学芸員
111——アニメクリエータ
112——臨床検査技師
113——言語聴覚士
114——自衛官
115——ダンサー
116——ジョッキー・調教師
117——プロゴルファー
118——カフェオーナー・カフェスタッフ・バリスタ
119——イラストレーター
120——プロサッカー選手
121——海上保安官
122——競輪選手
123——建築家
124——おもちゃクリエータ
125——音響技術者
126——ロボット技術者
127——ブライダルコーディネーター
128——ミュージシャン
129——ケアマネジャー
130——検察官
131——レーシングドライバー
132——裁判官
133——プロ野球選手
134——パティシエ
135——ライター
136——トリマー
137——ネイリスト
138——社会起業家
139——絵本作家
140——銀行員
141——警備員・セキュリティスタッフ
142——観光ガイド
143——理系学術研究者
144——気象予報士・予報官
145——ビルメンテナンススタッフ
146——義肢装具士
147——助産師
148——グランドスタッフ
149——診療放射線技師
150——視能訓練士
151——バイオ技術者・研究者
152——救急救命士
153——臨床工学技士
154——講談師・浪曲師
155——AIエンジニア
156——アプリケーションエンジニア
157——土木技術者
158——化学技術者・研究者
補巻26 ゲーム業界で働く
補巻27 アニメ業界で働く
別巻 会社で働く
別巻 大人になる前に知る 老いと死
学部調べ 看護学部・保健医療学部
学部調べ 理学部・理工学部
学部調べ 社会学部・観光学部
学部調べ 文学部
学部調べ 工学部
学部調べ 法学部
学部調べ 教育学部
学部調べ 医学部
学部調べ 経営学部・商学部
学部調べ 獣医学部
学部調べ 栄養学部
学部調べ 外国語学部
学部調べ 環境学部
学部調べ 教養学部
学部調べ 薬学部
学部調べ 国際学部
学部調べ 経済学部
学部調べ 農学部
学部調べ 社会福祉学部
学部調べ 歯学部
学部調べ 人間科学部

※一部品切・改訂中です。

2022.6.